Alaa Al-Shorman

Obesidade Infantil e Doenças Cardiovasculares

Alaa Al-Shorman

Obesidade Infantil e Doenças Cardiovasculares

Uma visão do papel da obesidade durante a infância nas anomalias cardiovasculares actuais e futuras

ScienciaScripts

Imprint

Any brand names and product names mentioned in this book are subject to trademark, brand or patent protection and are trademarks or registered trademarks of their respective holders. The use of brand names, product names, common names, trade names, product descriptions etc. even without a particular marking in this work is in no way to be construed to mean that such names may be regarded as unrestricted in respect of trademark and brand protection legislation and could thus be used by anyone.

Cover image: www.ingimage.com

This book is a translation from the original published under ISBN 978-620-2-06790-4.

Publisher:
Sciencia Scripts
is a trademark of
Dodo Books Indian Ocean Ltd. and OmniScriptum S.R.L publishing group

120 High Road, East Finchley, London, N2 9ED, United Kingdom
Str. Armeneasca 28/1, office 1, Chisinau MD-2012, Republic of Moldova, Europe
Printed at: see last page
ISBN: 978-620-7-94528-3

Copyright © Alaa Al-Shorman
Copyright © 2024 Dodo Books Indian Ocean Ltd. and OmniScriptum S.R.L publishing group

Índice de conteúdo

1. Introdução:

Está bem estabelecido que a prevalência da obesidade continua a aumentar em proporções pandémicas a nível mundial, tendo quase duplicado entre os anos 80 e 2008. [1] De facto, a nível mundial, a obesidade é mais uma crise de saúde do que a fome, uma vez que é uma das principais causas de morte e de anos de vida ajustados por incapacidade (DALY) perdidos em todo o mundo. [2] As estimativas revelaram que, em 2013, a obesidade e o excesso de peso atingiram 23,8% dos rapazes e 22,6% das raparigas nos países desenvolvidos e 12,9% dos rapazes e 13,4% das raparigas nos países em desenvolvimento.[3]

A obesidade está associada a várias doenças não transmissíveis, incluindo, entre outras, certos tipos de cancro,[4] doenças cardiovasculares,[5] diabetes mellitus tipo dois,[6] hipertensão,[7] dislipidemia,[8] pseudotumor cerebri,[9] apneia do sono,[10] complicações ortopédicas,[11] síndrome dos ovários poliquísticos,[12] doença renal,[13] e doença hepática.[14] Além disso, pode afetar o bem-estar psicológico das crianças. Estudos relatam que as crianças obesas podem sofrer de ansiedade,[15] depressão,[15] baixa autoestima,[16] bullying,[17] e problemas comportamentais.[18]

As doenças cardiovasculares (DCV) são a principal causa de DALYs perdidos em todo o mundo.[19] O estudo Global Burden of Disease referiu que 12,45 milhões de um total de 56 milhões de mortes em todo o mundo foram causadas por DCV e doenças cerebrovasculares em 2001. [20] O diagnóstico de DCV indica disfunção do coração e/ou dos vasos sanguíneos, resultante de ataques cardíacos, acidentes vasculares cerebrais, aterosclerose, arritmias e coloca os doentes em risco de disfunção das válvulas cardíacas. [21] A hipertensão, a hiperglicemia, a dislipidemia, a inatividade física, o consumo de tabaco, as dietas pouco saudáveis e a obesidade são alguns dos factores de risco modificáveis para as DCV. [22] A obesidade aumenta a exigência de trabalho do coração e aumenta também outros factores de risco de DCV. [21] Os mesmos factores de risco modificáveis para a DCV foram observados tanto na população adulta como na pediátrica. A obesidade entre crianças e adolescentes tem estado fortemente envolvida no agrupamento de factores de risco cardiovascular. [21] Além disso, a obesidade no final da adolescência está fortemente associada a um aumento da taxa de mortalidade por DCV na idade adulta. [23] A aterosclerose é descrita como um espessamento da parede arterial causado pela proliferação progressiva de células do músculo liso vascular e pela acumulação de matriz de base. A origem da aterosclerose começa na infância, quando o colesterol e os seus ésteres, designados por estrias gordas, se depositam na íntima das grandes artérias e se aceleram com a persistência da obesidade. [24] O tecido adiposo dos obesos liberta grandes quantidades de mediadores bioactivos que influenciam a homeostase do peso corporal e a resistência à insulina - a caraterística central da diabetes mellitus tipo dois - juntamente com alterações do perfil lipídico, da pressão arterial, da fibrinólise e da inflamação crónica, levando à disfunção endotelial que pode evoluir para aterosclerose.[25]

Abordar a contribuição da obesidade infantil para futuras DCV é importante para esclarecer uma das crises de saúde mais críticas do mundo, o que pode ajudar investigadores, clínicos e outros profissionais a compreender a extensão da obesidade no sistema cardiovascular na população jovem. Por conseguinte, esta revisão exaustiva (1) discute as definições de obesidade em crianças e adolescentes e a necessidade de normalização para a comparação nacional e internacional, (2) discute a utilização de medidas antropométricas em contextos clínicos e de investigação e os benefícios da utilização de outras medidas ao associar a obesidade infantil a futuras DCV, (3) revê a ligação entre a síndrome metabólica em crianças e o risco de DCV, (4) discute as consequências cardiovasculares em crianças e adolescentes obesos, (5) discute as alterações no músculo cardíaco e no sistema vascular em indivíduos jovens obesos, (6) discute o impacto dos estudos de intervenção na obesidade, e (7) discute as considerações na investigação e na prática clínica, e as futuras direcções na investigação relativa à saúde cardiovascular em crianças e adolescentes.

Mensagens-chave:

- A obesidade é uma epidemia crescente em todo o mundo.

- A obesidade está associada a uma vasta gama de doenças não transmissíveis e a um bem-estar psicológico inadequado em crianças e adolescentes.

- As doenças cardiovasculares são a principal causa de morte a nível mundial e estão altamente associadas à obesidade e aos factores de risco relacionados com a obesidade.

- A origem da aterosclerose começa na infância e acelera-se mais rapidamente nas crianças e adolescentes obesos.

2. Definição de obesidade infantil e adolescente:

Uma das principais questões a ter em conta quando se estuda a obesidade na população pediátrica é a forma de a definir e identificar.[26] As diretrizes sobre obesidade publicadas em 2007 pela Academia Americana de Pediatria recomendam a utilização do índice de massa corporal (IMC), que é uma medida do peso corporal em relação à altura.[27] No entanto, ao contrário dos adultos, não existem pontos de corte absolutos utilizados para definir o estado do peso corporal, as diretrizes recomendam a utilização de percentis específicos para a idade e o sexo para categorizar crianças e adolescentes com peso abaixo do normal, peso normal, excesso de peso e obesidade.[26,27] O painel de peritos defende a utilização de dois pontos de corte específicos para minimizar o sobrediagnóstico e evitar o subdiagnóstico, que são os percentis 85th e 95th para a idade e o sexo. Se as crianças registarem percentis entre 85 -94^{thth} são classificadas como tendo excesso de peso e se registarem um percentil 95th ou superior são classificadas como obesas. Esta abordagem representa uma mudança na terminologia, mas não no ponto de corte, desde 1998, em que o termo "obeso" foi evitado.[26,28] Este ponto de corte recomendado está de acordo com as recomendações dos padrões de crescimento dos Centros de Controlo e Prevenção de Doenças (CDC) de 2000. [29,30] Por outro lado, existem várias outras organizações com pontos de corte diferentes. A Organização Mundial de Saúde (OMS) desenvolveu uma norma internacional para classificações de peso corporal ajustadas à idade e ao género para crianças entre os 0-5 anos e os 5-19 anos,[31,32] , tal como a International Obesity Task Force (IOTF).[33] , para além de várias referências específicas de cada país que foram utilizadas em determinadas nações[26] . A Tabela (1) resume os pontos de corte de IMC destas organizações.

A insuficiente concordância sobre os pontos de corte e as definições de obesidade infantil tem sido atribuída à falta de provas sólidas e, mais importante ainda, à perda de correlações definidas entre o peso infantil e os resultados futuros em termos de saúde.[26,34] Uma vez que não existe uma medida ou ponto de corte perfeito, os estudos compararam diferentes curvas de crescimento e pontos de corte definidos por diferentes organizações e mostraram divergências significativas entre as curvas de crescimento, indicando que os critérios da Organização Mundial de Saúde (OMS) têm uma maior prevalência de excesso de peso e/ou obesidade. [35,36] Um estudo realizado em Espanha[37] com uma amostra conveniente de 137 crianças (8-16 anos) classificou os participantes em peso corporal normal, excesso de peso e obesidade com base em três critérios: Critérios da OMS, critérios do CDC e os Critérios de Referência Espanhóis e relatou que 48% dos participantes foram classificados como obesos pelos pontos de corte da OMS, 43% pelos pontos de corte do CDC e 16% pelos pontos de corte dos Critérios de Referência Espanhóis. O estudo também analisou as comorbilidades metabólicas e vasculares e referiu que os critérios da OMS mostraram que as crianças obesas tinham um aumento significativo do índice de avaliação do modelo de homeostasia (HOMA), dos níveis de insulina e dos níveis dos parâmetros vasculares e uma diminuição significativa dos níveis de lipoproteína de alta densidade (HDL) em comparação com os participantes com excesso de peso, em comparação com o peso corporal normal; o estudo referiu que os participantes com excesso de peso tinham valores significativamente mais elevados de complacência arterial e índice HOMA e valores mais baixos de HDL. Ao passo que, utilizando os critérios do CDC, as crianças obesas registaram diferenças significativas em comparação com as crianças com peso corporal normal, com algumas diferenças entre os grupos de obesidade e de excesso de peso. Estes resultados sugerem que os critérios da OMS podem ser mais úteis na identificação de crianças com distúrbios vasculares e bioquímicos, que podem, no futuro, estar em maior risco de maus resultados em termos de saúde.[37] Um estudo canadiano que envolveu um total de 10501 crianças e adolescentes (2-17 anos) apresentou resultados semelhantes ao comparar os pontos de corte da OMS, do CDC e da IOTF, referindo que a prevalência da obesidade utilizando os pontos de corte da OMS era de 35%, 28% utilizando os pontos de corte do CDC e 26% utilizando os pontos de corte da IOTF.[38] Uma revisão sistemática das diretrizes clínicas e de múltiplas revisões sistemáticas publicada em 2010 concluiu que, entre os diferentes índices utilizados para medir a gordura corporal em crianças e adolescentes, os percentis do IMC para a idade utilizando referências nacionais são os melhores para definir/diagnosticar a obesidade, enquanto a utilização de uma avaliação clínica subjectiva é a pior.[39] Uma revisão efectuada por Cole e colegas[33] discutiu os dados de referência da IOTF e referiu que os critérios da IOTF se destinam a definir o excesso de peso e a obesidade para comparação da prevalência internacional e não para o diagnóstico clínico.

Em geral, a literatura apoiou a utilização do IMC para a idade utilizando referências nacionais para identificar o estado do peso corporal. No entanto, são necessários estudos de maior dimensão com populações heterogéneas para uma maior validação destes resultados. A consistência na técnica de medição e na aplicação de critérios é uma das práticas mais clínicas na identificação da obesidade. Em geral, parece que o IMC para a idade é uma ferramenta clínica poderosa para identificar o estado do peso corporal, apesar da sua facilidade de aplicação.

Mensagem principal:

- O IMC ajustado à idade e ao género é uma ferramenta poderosa para identificar a obesidade em crianças e adolescentes. No entanto, existe uma falta de concordância entre as diferentes organizações relativamente aos pontos de corte do peso corporal.

Tabela 1. Pontos de corte do índice de massa corporal para o excesso de peso e a obesidade em diferentes organizações

AAP[28]	Utiliza: Gráficos de crescimento do IMC para a idade do CDC (2000). Excesso de peso: percentil 85 -94[thth] para o sexo e a idade. Obesidade: $\geq 95^{th}$ percentis ou IMC ≥ 30 kg/m^2 , o que for mais baixo
CDC[29]	Utilizações: Gráficos de crescimento BM-for-age do CDC (2000). Excesso de peso: percentil 85 -94[thth] para sexo e idade. Obesidade: $\geq 95^{th}$ percentil.
OMS (0-5 anos)[31]	Utilizações: curvas de z-scores e percentis para rapazes e raparigas (0-60 meses). Curvas que consistem em: IMC para a idade, peso para a altura, peso para a idade e altura para a idade.
OMS (5-19 anos)[32]	Utilizações: curvas de z-scores e percentis para rapazes e raparigas (5-19 anos). Excesso de peso: >+1 DP (equivalente a IMC 25 kg/m^2 aos 19

| | anos).

Obeso: >+2 DP (equivalente a IMC 30 kg/m^2 aos 19 anos). |
| IOTF[33] | Com base no ponto de corte para adultos (IMC $\geq$ 25 kg/m^2 para excesso de peso e $\geq$ 30 kg/m^2 para obesidade), concebido por sexo para idade (2-18 anos), definido para passar pelo IMC de 25 e 30 kg/m^2 aos 18 anos |

AAP, Academia Americana de Pediatria; IMC, índice de massa corporal; CDC, Centros de Controlo e Prevenção de Doenças; OMS, Organização Mundial de Saúde; IOTF, Grupo de Trabalho Internacional para a Obesidade; DP, desvio padrão.

3. Métodos de medição da obesidade em crianças e adolescentes:

Apesar de o IMC ser o mais utilizado na investigação para definir a obesidade em crianças e adolescentes, existem várias outras medidas antropométricas que podem prever a incidência de DCV numa fase posterior da vida. O perímetro da cintura, o perímetro da anca, o rácio cintura-quadril, o rácio cintura-altura e a espessura das pregas cutâneas são exemplos de medidas antropométricas habitualmente utilizadas.[26]

Existem outras medidas diretas que são utilizadas com menos frequência para refletir a adiposidade na investigação e na prática clínica, tais como: impedância bioeléctrica (BIA), tomografia computorizada (CT), exames de absorciometria de raios X de dupla energia (DEXA), hidrodensitometria ou pesagem subaquática (UWW) e pletismografia de deslocamento de ar (ADP).[40] No entanto, estes métodos são dispendiosos em comparação com as medições antropométricas e, em alguns estudos, não demonstraram fiabilidade entre crianças individuais.[41] Uma vez que o local de deposição de gordura, principalmente a gordura ectópica, tem um papel importante na saúde vascular e no risco cardiometabólico,[42] a ressonância magnética (RM) e a tomografia computorizada (TC) são outras medidas diretas da adiposidade, embora estes métodos sejam dispendiosos e menos frequentemente utilizados, mas são considerados válidos na definição de distúrbios cardiometabólicos aumentados que estão associados à acumulação de gordura ectópica nos músculos,[43] fígado e pâncreas,[44] e epicárdio[45] entre crianças e adolescentes. A Tabela (2) resume as medidas diretas da composição corporal e os seus princípios, metodologia e comentários mais observados.

Quadro 2. Métodos diretos de medição da adiposidade[46]

	Princípio geral	Método (Acrónimo)	Metodologia	Comentários
Métodos de digitalização [40,46]	Avalia a massa gorda global e a distribuição regional.	Imagem por Ressonância Magnética (MRI); Tomografia Computorizada	RESSONÂNCIA MAGNÉTICA: Utiliza um forte campo magnético e uma antena de ondas de rádio que envia sinais para	Limitado na investigação, expansivo e envolve exposição à radiação.

		(CT)	o corpo e depois recebe-os de volta. TAC: séries de raios X que atravessam o corpo em diferentes ângulos. São utilizados para produzir imagens internas.	
		Absorciometria de raios X de dupla energia (DEXA ou DXA)	Uma série de exames transversais efectuados por feixes de raios X de baixa energia, que atravessam o corpo centímetro a centímetro e são recolhidos por um detetor externo.	Calcular a massa gorda e a massa isenta de gordura, a composição corporal total e regional. Menor utilização de radiação do que a RM e a TC
Métodos baseados na densidade [40,46]	Se a densidade do corpo humano for conhecida, a estimativa das massas gorda e isenta de gordura pode ser calculada através de equações.	Hidrodensitometria ou pesagem subaquática (UWW)	O peso da pessoa é medido enquanto está submersa num grande tanque.	Requer que os participantes se submerjam, pelo que pode ser particularmente inadequado para crianças. Demora muito tempo e a investigação é limitada.
		Pletismografia de deslocamento de ar (ADP)	Mede o volume de ar que o participante desloca dentro de uma câmara fechada.	Limitada na investigação
Bioeléctrica métodos de impedância [40,46]	As correntes eléctricas fracas atravessam os fluidos corporais no sangue e nos músculos, mas encontram resistência quando passam pela massa	Análise de Impedância Bioeléctrica (BIA)	O participante é ligado a condutores. É enviada uma corrente eléctrica segura e fraca.	Embora a BIA seja menos exacta do que a TC e a RMN e outros métodos sofisticados, é considerada simples, menos expansiva, portátil, rápida e pode ser utilizada no terreno com grandes amostras.

gorda.			

Os relatórios indicam que o padrão de distribuição da gordura corporal é mais crítico na determinação das doenças associadas à obesidade em adultos.[47] A acumulação de gordura na zona abdominal aumenta o risco de DCV e de diabetes mellitus.[47] O perímetro da cintura é um marcador da gordura visceral, dos factores de risco cardiometabólico e da morbilidade relacionada com a adiposidade.[48,49] Resultados recentes indicam que o perímetro da cintura é mais sensível do que outras medidas antropométricas na previsão da aterogenicidade relacionada com a obesidade em crianças.[50,51] A medição do perímetro da cintura como valor bruto, específico para o sexo e a idade, relação cintura-quadril ou cintura-altura foi proposta para refletir níveis de adiposidade semelhantes aos do IMC isolado.[52] Além disso, as medidas do perímetro da cintura podem ter associações mais fortes em relação ao risco cardiometabólico do que o IMC em crianças e adolescentes.[53,54]

Em conjunto com o IMC, a literatura parece apoiar o uso da circunferência da cintura, que pode ser a ferramenta mais valiosa no arsenal de medidas antropométricas, devido às suas muitas vantagens, incluindo a sua facilidade e rapidez de execução. Por outro lado, existem várias formas de medir o perímetro da cintura, incluindo a imediatamente acima da crista ilíaca, nos pontos mais estreito e mais largo, no umbigo, no ponto médio entre a costela mais baixa e a crista ilíaca e imediatamente abaixo da costela mais baixa.[55] O que leva a uma diminuição da força de associação entre a DCV e esta medida, além de dificultar a comparação entre os valores do perímetro da cintura em diferentes investigações e diferentes populações. Portanto, há necessidade de padronizar as medidas e os pontos de corte entre crianças e adolescentes.[55]

Estudos anteriores referiram que a espessura das pregas cutâneas pode estar fortemente associada à adiposidade corporal das crianças.[56,57] Estudos mais recentes que compararam o IMC e a espessura das pregas cutâneas indicaram que ambos são bons indicadores de adiposidade nos adolescentes.[58,59] Freedman e colegas[60] compararam o IMC, as pregas cutâneas tricipital e subescapular com o padrão de referência (DEXA) num grupo grande e multiétnico e referiram que o IMC e as pregas cutâneas identificavam igualmente bem a adiposidade corporal em raparigas com gordura corporal aumentada. A espessura das pregas cutâneas deu resultados ligeiramente mais exactos do que o IMC nos rapazes. Em contrapartida, a espessura das pregas cutâneas foi superior ao IMC em crianças com pouca gordura corporal. A prega cutânea é uma forma fácil e pouco dispendiosa de medir a adiposidade, mas não é reprodutível ou exacta como outras medidas; no entanto, pode acrescentar informações úteis quando combinada com outras medidas.

Mensagens-chave:

• As medidas antropométricas e diretas podem prever ou medir a gordura corporal em crianças e adolescentes.

• O perímetro da cintura pode prever o risco cardiometabólico e a futura DCV. No entanto, é necessário normalizar o método de medição e os pontos de corte.

4.   Obesidade em diferentes raças/etnias:

Para além das controvérsias relativas à normalização dos métodos e dos pontos de corte para definir a obesidade, existem diferenças complexas relativamente à predisposição para a obesidade e às taxas de obesidade em diferentes etnias. A maioria dos grandes estudos longitudinais efectuados para avaliar os resultados da obesidade foi realizada principalmente em crianças brancas.[61-63] Consequentemente, os dados e as recomendações actuais são sobretudo representativos das crianças brancas, pelo que podem não ser coerentes para identificar a obesidade noutras etnias.[26] Os distúrbios metabólicos parecem estar associados à obesidade a diferentes níveis em diferentes etnias. No relatório do National Health and Nutrition Examination Survey (NHANES) de 2012, a prevalência da obesidade entre 2009 e 2010 em crianças e adolescentes foi de 24,3% nos participantes negros não hispânicos, 21,2% nos participantes hispânicos e 14% nos participantes brancos não hispânicos.[64] O estudo Evaluating Processes of Care and the Outcomes of Children in Hospital (EPOCH), que tinha como objetivo investigar a prevalência da obesidade, a distribuição da gordura e a síndrome metabólica num grupo diversificado de jovens do Colorado, apresentou resultados semelhantes: os jovens afro-americanos e hispânicos tinham uma maior prevalência de obesidade, síndrome metabólica, uma distribuição da gordura mais centralizada e uma maior deposição de gordura subcutânea abdominal em comparação com os brancos não hispânicos.[65] Do mesmo modo, o estudo Child and Adolescent Trial for Cardiovascular Health (CATCH), um estudo de intervenção multiétnico, de maiores dimensões, multicêntrico e baseado nas escolas, indicou que a prevalência da obesidade era mais elevada nos estudantes hispânicos e afro-americanos do que nos seus homólogos brancos.[66]

Além disso, os estudos indicam que os adultos do sul da Ásia apresentam perturbações metabólicas em pontos de corte e níveis de IMC mais baixos do que os participantes brancos.[67-69] Este facto pode ser atribuído às diferenças na composição e distribuição da gordura corporal. Um estudo realizado por Rosenbaum e colegas[70] indicou que a fração de gordura corporal era significativamente mais elevada entre as crianças do sul da Ásia, independentemente do IMC, e que as variações específicas da etnia nos distúrbios metabólicos eram semelhantes às observadas nos adultos.

Estes dados sugerem que o IMC e os pontos de corte antropométricos devem ser específicos para cada etnia, para identificar corretamente as crianças que podem não ser identificadas corretamente pelas normas actuais, pelo que são necessários estudos longitudinais com crianças de diferentes etnias para estabelecer recomendações específicas para cada etnia.[26]

Mensagens-chave:

- Os adultos e as crianças de diferentes etnias são propensos a doenças relacionadas com a obesidade e a perturbações metabólicas em diferentes níveis de obesidade.

- São necessários pontos de corte e parâmetros específicos para cada etnia para identificar provavelmente o risco de obesidade em crianças e adolescentes.

- São necessários estudos longitudinais de acompanhamento que identifiquem o risco de resultados de saúde relacionados com a obesidade em diferentes populações/etnias.

5. Síndrome metabólica em crianças e adolescentes e futura DCV:

Nos adultos, a síndrome metabólica é um conjunto de condições que consiste em pelo menos três das seguintes: Aumento dos níveis séricos de glucose em jejum e/ou triglicéridos, colesterol HDL baixo, perímetro abdominal elevado e aumento da pressão arterial sistólica ou diastólica. A International Diabetes Federation (IDF)[71] e o US National Cholesterol Education Program Adult Treatment Panel III[72] têm dois conjuntos de critérios principais e pontos de corte para o diagnóstico. No entanto, a definição de síndrome metabólica em crianças e adolescentes é mais difícil. Tal como a definição de obesidade, existem controvérsias quanto à definição de síndrome metabólica na população jovem.[26] Uma revisão com o objetivo de analisar a utilização de definições da síndrome metabólica em estudos com crianças e adolescentes indicou que foram utilizadas 40 definições únicas de síndrome metabólica em 27 estudos.[73] Um estudo realizado por Cook e colegas[74] aplicou 4 definições de síndrome metabólica em adolescentes do estudo NHANES (1999-2002) para determinar os níveis de síndrome metabólica, tendo referido que a prevalência de síndrome metabólica variou entre 2% e 9,4% em todos os adolescentes e entre 12,4% e

44,2% em adolescentes obesos nos Estados Unidos. Os autores referem também que existem variações significativas entre etnias e géneros.

Devido à diversidade de definições, os estudos de acompanhamento indicaram que a síndrome metabólica pediátrica é um fator de previsão da síndrome metabólica do adulto, da diabetes mellitus de tipo dois e da DCV.[75-77] Por outro lado, um estudo recente de caso-controlo que investigou o papel da obesidade e da síndrome metabólica na aterosclerose subclínica em crianças e adolescentes com peso normal, obesos e gravemente obesos com síndrome metabólica referiu que poderia ser a obesidade em *si*, e não a síndrome metabólica, a estar associada a preditores de aterosclerose, o que exige uma investigação mais aprofundada.[78]

É fundamental determinar qual a definição de síndroma metabólica que está associada ao maior número de crianças em risco. Além disso, é importante identificar quem está em risco, porque as intervenções consomem muitos recursos e tempo. Vários estudos tiveram como objetivo investigar quais os componentes da definição de síndrome metabólica que são mais eficazes e têm os melhores resultados estatísticos. Huang e colegas[61] referiram que a utilização de critérios mais rigorosos proporcionava uma maior especificidade, mas sacrificava a sensibilidade, enquanto o oposto era verdadeiro quando se utilizava um único componente da definição. A utilização de múltiplas variáveis produz um valor de previsão positivo elevado nas crianças e pode ser a forma mais eficaz de prever riscos futuros.[61] Schubert e colegas[79] analisaram a especificidade, a sensibilidade e os valores preditivos positivos e negativos dos componentes da síndrome metabólica durante a infância até à idade adulta, utilizando dados de três estudos longitudinais, e concluíram que os componentes múltiplos eram melhores na previsão da síndrome metabólica em adultos. No entanto, no que diz respeito à diabetes mellitus de tipo dois, os componentes da síndrome metabólica foram mais eficazes na identificação de crianças que não estavam em risco do que na identificação de crianças que estavam, pelo que os componentes da síndrome metabólica podem ser capazes de excluir as crianças que não estão em risco, a fim de se concentrarem nas que têm potencial para desenvolver a doença.[79] Além disso, o estudo EPOCH indicou que as minorias étnicas podem ter um risco acrescido de desenvolver precocemente a síndrome metabólica em comparação com as crianças brancas não hispânicas, para além do seu risco acrescido de desenvolver obesidade.[65]

O National Lung, Heart, and Blood Institute (2011) deu recomendações à luz da ausência de uma definição consensual da síndrome metabólica[80] , como se segue: (1) intensificar a terapêutica com ênfase nas modificações do estilo de vida, (2) a obesidade deve levar a uma avaliação específica de todos os outros factores de risco de DCV, (3) no contexto da obesidade com qualquer fator de risco importante, o médico deve iniciar intervenções como um plano intensivo de redução de peso com intervenção específica nos factores de risco, juntamente com a promoção da avaliação da diabetes mellitus, hipertrofia ventricular esquerda, anomalias funcionais e apneia do sono.

Mensagens-chave:

- A síndrome metabólica em crianças e adolescentes pode prever DCV, síndrome metabólica e diabetes mellitus tipo dois em adultos.

•   A presença de obesidade, por si só, em crianças e adolescentes deve promover uma avaliação minuciosa de outros factores de risco cardiovascular.

6. Impacto da obesidade no sistema cardiovascular:

A obesidade tem várias consequências para o sistema cardiovascular[5] . Grandes estudos de acompanhamento demonstraram o impacto da obesidade infantil no perfil de risco cardiovascular dos adolescentes e no futuro risco de DCV durante a idade adulta.[81] Para além de ser um fator de risco independente para a DCV, a obesidade aumenta a probabilidade de desenvolver outros factores de risco para a DCV, tais como a hipertensão, a diabetes mellitus, a dislipidemia, a apneia do sono, a intolerância à glicose e outros, juntamente com outros mecanismos desconhecidos.[82] Lawlor e colegas[83] estudo longitudinal de 5235 crianças indicou que um aumento de 1 desvio-padrão do IMC médio durante os 9-12 anos estava significativamente associado a um aumento dos rácios ímpares da lipoproteína de baixa densidade (LDL), dos triglicéridos (TG), da pressão arterial, dos níveis de insulina e a uma diminuição do rácio ímpar da HDL aos 15-16 anos, que são factores de risco cardiovascular conhecidos. Uma revisão sistemática e uma meta-análise de 63 estudos, num total de 49 200 crianças saudáveis, efectuada por Friedemann e colegas[84] , concluiu que as crianças com excesso de peso e obesas podem desenvolver uma combinação de diabetes de tipo dois, hipertensão e dislipidemia. Além disso, verificou-se a presença de biomarcadores inflamatórios, níveis alterados de adipocinas, stress oxidativo e anomalias endócrinas, principalmente resistência à insulina, em crianças obesas. Estes biomarcadores e anomalias estão associados à adiposidade e contribuem para a disfunção endotelial e para o início e/ou aceleração da aterosclerose. [85, 86]

Além disso, dados recentes indicam que o risco de DCV e a saúde vascular são influenciados pelo início da vida,[87] por outras palavras, pelo ambiente in-utero, que pode ser

influenciada diretamente pela obesidade materna, através da mediação de uma inflamação de baixo grau e de outros factores de risco cardiovascular, especialmente se a diabetes gestacional estiver presente. Assim, uma programação adversa do desenvolvimento pode afetar a descendência, o que pode levar a uma predisposição para a obesidade e a uma aceleração da aterogenicidade.

88,89

No entanto, foi observado um efeito protetor do aleitamento materno em relação à obesidade infantil, mas esta relação permanece pouco clara, devido à presença de vários factores de confusão, tais como: o estatuto da criança e da mãe, o ambiente e os antecedentes genéticos, pelo que são necessários mais estudos que controlem estes factores de confusão para fornecer provas sólidas. [90]

Mensagens-chave:

•	Para além de a obesidade ser um fator de risco independente de DCV, também aumenta a probabilidade de outros factores de risco de DCV.

•	Nas crianças e adolescentes obesos, observa-se um estado de dislipidemia e intolerância à glucose, bem como um aumento da pressão arterial.

•	O aumento do estado inflamatório, o stress oxidativo e as anomalias endócrinas estão associados à adiposidade e são observados em crianças e adolescentes obesos.

•	O risco de DCV e a saúde vascular podem ser afectados pelo ambiente intrauterino, que pode ser influenciado pela obesidade materna.

7. Adaptação e desadaptação cardíaca na obesidade:

A acumulação excessiva e crónica de gordura corporal pode levar a um processo de adaptação cardiovascular para manter a homeostasia.[5] Durante a obesidade, a desregulação metabólica está associada a respostas adaptativas seguidas de respostas desadaptativas do músculo cardíaco. [91]Os mecanismos de remodelação cardíaca são complexos e a forma como a obesidade afecta os locais metabólicos no músculo cardíaco ainda não é completamente compreendida.[91] No entanto, o aumento do débito cardíaco e a diminuição da resistência periférica estão entre os factores mais críticos neste estado adaptativo.[5] O volume sistólico é o principal determinante do aumento do débito cardíaco em indivíduos obesos, este aumento é devido ao aumento do volume sanguíneo circulante.[92,93] A expansão do volume sanguíneo contribui para o aumento da pré-carga cardíaca, deslocando as curvas de Franck-Starling para a esquerda.

A longo prazo, este aumento da carga cardíaca leva à remodelação ventricular com alargamento das cavidades cardíacas e aumento da tensão da parede, o que pode levar à hipertrofia do ventrículo esquerdo.[94,95] No entanto, os mecanismos de remodelação do ventrículo esquerdo ainda não estão completamente esclarecidos.[96]

As alterações estruturais cardíacas associadas à obesidade não se verificam apenas nos adultos, tendo-se observado que crianças obesas com apenas 2 anos de idade podem ter uma cavidade ventricular esquerda maior do que as crianças com peso normal.[97] Investigações clínicas relataram que as crianças obesas têm maior gordura epicárdica, aumento do ventrículo esquerdo e da artéria esquerda em comparação com os controlos com peso corporal normal. No entanto, o impacto da obesidade infantil e das alterações cardíacas precoces nos resultados clínicos posteriores, tais como a incidência de insuficiência cardíaca, ainda não foi descrito na literatura.[98]

Muitas outras alterações são observadas no coração juntamente com o aumento da adiposidade.[5] O depósito de gordura epicárdica em indivíduos saudáveis está distribuído na superfície do coração, perto das artérias coronárias, enquanto que em indivíduos obesos, para além da acumulação intracelular de gordura, uma maior quantidade de depósito de gordura extracelular acumula-se no epicárdio. A proximidade da gordura epicárdica às artérias coronárias pode estar associada à aterosclerose.[99, 100] A deposição de gordura epicárdica está associada à quantidade de gordura visceral.[101] Embora a relação entre a acumulação de gordura na superfície do coração e o risco de DCV não seja totalmente compreendida, há relatos que sugerem que a gordura epicárdica pode produzir citocinas pró-inflamatórias (adipocinas) e sinais de macrófagos que podem estar envolvidos no desenvolvimento de doença coronária (CHD). [99] Por exemplo, na obesidade visceral, a gordura epicárdica pode influenciar os vasos sanguíneos através da sua ação como órgão parácrino e segregando localmente citocinas pró-inflamatórias e menos adiponectina. [102]

Além disso, relatórios anteriores demonstraram que a infiltração de gordura no coração pode causar uma lesão direta e conduzir à insuficiência cardíaca,[103,104] uma acumulação progressiva de gordura entre as fibras musculares pode causar a degeneração dos miócitos. Secundariamente a esta infiltração, uma cardiomiopatia restritiva pode desenvolver uma deficiência na contração do coração. Deste ponto de vista, a acumulação de gordura produz pequenos agregados irregulares ou bandas de tecido adiposo que podem estar entre as células do miocárdio. Isto pode contribuir para a atrofia das células musculares, como resultado do aumento da pressão produzida pela gordura depositada, causando disfunção cardíaca. [105] Esta degeneração do miocárdio é conhecida como "adipositas cordis".

Mensagens-chave:

• A obesidade está associada a uma resposta adaptativa no sistema cardiovascular seguida de uma resposta desadaptativa.

• A obesidade está associada a alterações estruturais e funcionais do sistema cardiovascular.

• Várias alterações cardíacas associadas à obesidade são observadas em crianças obesas.

8. Anomalias da obesidade e doenças cardiovasculares: Lipoproteínas e adipo(cito)cinas:

A obesidade, especialmente a obesidade abdominal, no estado de balanço energético positivo, o excesso de ácidos gordos livres deve ser preferencialmente armazenado no tecido adiposo. Os adipócitos (células especializadas no armazenamento de energia sob a forma de gordura) expandem-se para armazenar energia. Quando aumenta a procura de armazenamento de lípidos, os pré-adipócitos localizados no tecido adiposo diferenciam-se para se tornarem maduros e armazenarem gordura. Logo após o tecido adiposo atingir a sua capacidade máxima de expansão, ocorre um "extravasamento" de lípidos dos adipócitos, levando a um aumento dos níveis de ácidos gordos livres circulantes. Inicia-se então a acumulação de lípidos em locais ectópicos (tecido adiposo visceral, seio renal, gordura pericárdica, intra-hepática, intramuscular, miocárdica e perivascular, etc.), fenómeno que pode conduzir à lipotoxicidade.[5, 106] Para além do seu papel principal na reserva energética do organismo, o tecido adiposo é considerado um órgão-chave no controlo do fluxo e da repartição global da energia no organismo, uma vez que o destino do excesso de lípidos da dieta (acumulação nos tecidos magros vs. armazenamento no tecido adiposo subcutâneo) é o mesmo que o do excesso de gordura. armazenamento no tecido adiposo subcutâneo) pode determinar se a homeostase corporal será mantida (obesidade metabolicamente saudável) ou se ocorrerá um estado inflamatório/resistência à insulina, com as suas consequências nefastas para o miocárdio e as paredes vasculares.[107] O tecido adiposo é considerado um órgão endócrino que orquestra interações cruciais com tecidos e órgãos vitais como o cérebro, o coração e os vasos sanguíneos, o fígado e os músculos esqueléticos. Dependendo da localização, os depósitos de gordura apresentam diferentes propriedades metabólicas, diferentes estados de inflamação ou excreção de adipo(cito)cinas, o que leva a diferenças individuais no que respeita ao impacto da obesidade na DCV.[107, 108]

Mensagens-chave:

- O tecido adiposo é um órgão endócrino ativo.

- Os depósitos de gordura apresentam propriedades metabólicas diferentes e um

22

estado inflamatório diferente consoante a sua localização.

8.1 Lipoproteínas e DCV:

A teoria dos ácidos gordos livres da circulação portal é a primeira hipótese que explica a estreita relação entre a obesidade (especialmente a obesidade visceral) e as complicações metabólicas.[109] Relacionado com a proximidade do tecido adiposo ao fígado e drenado pela circulação portal, o excesso de tecido adiposo pode alterar o metabolismo das lipoproteínas, principalmente através da sobreprodução de lipoproteínas de muito baixa densidade (VLDL) ricas em grandes triglicéridos (TGs). A expansão do depósito de tecido adiposo visceral também contribui para aumentar os ácidos gordos livres não esterificados e as citocinas para o fígado. Uma vez que a maioria dos ácidos gordos livres (80%) encontrados na circulação portal têm origem na atividade lipolítica do tecido adiposo sistémico, esta teoria deve ser considerada com alguma cautela. Além disso, embora exista uma relação clara entre a obesidade e o fluxo de ácidos gordos livres não esterificados para o fígado, o papel exato deste fenómeno na perturbação do metabolismo hepático necessita de mais investigação. No entanto, os ácidos gordos livres libertados pelo tecido adiposo transformam-se em VLDL enriquecidas com TG, levando à formação de partículas de LDL ricas em TG, através da ação das enzimas lipase hepática e da proteína de transferência de ésteres de colesterilo, as partículas são remodeladas em partículas de LDL pequenas e densas, que se sabe promoverem a aterosclerose.[110-112]

Estudos relatam que as HDL têm um papel protetor no sistema cardiovascular, existindo uma forte evidência sobre a correlação negativa entre os níveis de apolipoproteína A1 (uma proteína contida nas HDL), as concentrações de HDL e a incidência de DCV.[113] Inicialmente, acreditava-se que o efeito protetor das HDL estava relacionado com a sua capacidade de promover o transporte reverso do colesterol.[114] Atualmente, está bem estabelecido que esta classe de lipoproteínas tem propriedades benéficas adicionais, tais como propriedades antioxidantes, anti-inflamatórias e antitrombóticas.[115] Nos indivíduos obesos, os níveis de HDL diminuem por acções sucessivas da proteína de transferência de colesteril éster e da lipase hepática. Como resultado, as partículas de HDL tornam-se mais densas e mais pequenas, o que pode afetar o seu catabolismo e as suas propriedades potencialmente protectoras. [113] A obesidade visceral pode também estar associada a alterações na composição das partículas de HDL, diminuindo a sua eficiência na ação protetora do efluxo de colesterol. [116] Além disso, no estado de obesidade, as HDL podem tornar-se pró-inflamatórias em vez de anti-inflamatórias, e podem reduzir as propriedades anti-inflamatórias e antioxidantes, contribuindo para diminuir a sua capacidade de prevenir a oxidação das LDL, contribuindo assim para a aterosclerose.[117] Está bem documentado que níveis baixos de HDL estão associados a um risco acrescido de desenvolver DCV.[118] No entanto, níveis mais elevados de HDL podem não ser sempre protectores, uma vez que durante o estado inflamatório crónico, o HDL pode tornar-se menos funcional. [119]

As anomalias das lipoproteínas são um problema crescente nas crianças com excesso de peso e obesas, especialmente se houver um aumento da gordura abdominal. O perfil lipídico mostra normalmente um aumento dos TGs, uma diminuição dos HDL,[120] e níveis normais de LDL, com alterações na qualidade, que se tornam mais pequenas e mais densas, como já foi referido.[110-112] Para controlar este problema, as comissões de peritos têm recomendado o controlo dos factores de risco modificáveis desde 1972.[80] Desde então, várias organizações têm publicado recomendações e diretrizes para o reconhecimento e gestão do risco cardiovascular na população pediátrica. O National Heart, Lung, and Blood Institute (NHLBI) publicou uma das diretrizes mais abrangentes.[80] Uma das recomendações mais controversas é a realização de um painel lipídico sem jejum para o rastreio universal dos 9-11 anos e dos 17-21 anos, a fim de calcular o nível de colesterol não-HDL. Se os níveis de colesterol não-HDL forem superiores a 145 mg/dL ou se o nível de HDL for inferior a 40 mg/dL, recomenda-se um algoritmo para um novo rastreio com um painel lipídico em jejum. Noutros grupos etários, existem condições especiais para efetuar o rastreio com um perfil lipídico em jejum. [80] (Quadro 3)

Quadro 3. Rastreio dos lípidos em crianças e adolescentes [27]

Crianças (2-11 anos) e adolescentes (12-21 anos)	Familiares de primeiro grau com antecedentes de AVC, enfarte do miocárdio , angina, doença coronária
Rastreio lipídico (perfil lipídico em jejum) em caso de:	
- História familiar positiva	enxerto de bypass / angioplastia / stent. Mulheres < 65 anos e homens < 55 anos.
- Progenitor com hiperlipidemia	
- Criança com hipertensão, obesidade, diabetes ou que fuma	Colesterol total superior a 240 mg/dL ou outra anomalia conhecida do colesterol
Ou	Obesidade: IMC ≥ 95th percentis ajustados para idade e género.
- Adolescente com hipertensão, excesso de peso, diabetes ou que fuma	Excesso de peso: IMC ≥85th percentil ajustado para a idade e o género.
- Criança/adolescente com uma condição médica de risco moderado ou elevado	Grande variedade de doenças crónicas [27, 81]

Crianças: Rastreio universal aos 9-11 anos (perfil lipídico sem jejum para determinar o não HDL, se o não HDL for ≥ 145 mg/dL ou o HDL <40 mg/dL, deve ser obtido o perfil lipídico em jejum).
Adolescentes: Rastreio universal aos 17-21 anos (perfil lipídico sem jejum para determinar o não HDL, se o não HDL for ≥ 145 mg/dL ou o HDL <40 mg/dL, deve ser obtido o perfil lipídico em jejum).
Não-HDL= Colesterol total- HDL

Fonte: Painel de peritos sobre orientações integradas para a saúde cardiovascular e a redução dos riscos em crianças e adolescentes: relatório de síntese. [80]

Mensagens-chave:

• As anomalias das lipoproteínas que podem participar no desenvolvimento de DCV são observadas em indivíduos obesos.

• Durante a obesidade, as partículas de LDL são remodeladas para se tornarem mais pequenas e mais densas, promovendo assim a aterosclerose.

• As partículas de HDL têm um efeito protetor nas doenças cardiovasculares devido ao seu papel anti-inflamatório, antioxidante e antitrombótico. No entanto, durante a obesidade, as propriedades anti-inflamatórias e antioxidantes podem ser reduzidas, e as HDL tornam-se pró-inflamatórias em vez de anti-inflamatórias.

• A obesidade infantil está associada a dislipidemia que pode promover a DCV.

8.2 Adipo(cito)cinas e DCV:

Existem imensas provas de que o tecido adiposo é um órgão-chave na produção e regulação de hormonas parácrinas e endócrinas que modulam a inflamação e outros processos metabólicos importantes. As adipocinas são citocinas produzidas pelo tecido adiposo, foram classificadas em duas categorias principais: (i) as adipocinas "saudáveis", incluindo: omentina e adiponectina e (ii) as adipocinas "não saudáveis", incluindo: interleucina-6 (IL-6), fator de necrose tumoral-alfa (TNF-α), inibidor do ativador do plasminogénio-1 (PAI-1), lipocalina-2, leptina, resistina, visfatina, vaspina, proteína de ligação aos ácidos gordos dos adipócitos e quimerina, que são reguladas positivamente durante o estado de obesidade. [121] A omentina e a adiponectina desempenham um papel importante na regulação da função endotelial. A adiponectina suprime a secreção de TNF-α, reduz a produção de espécies reactivas de oxigénio induzidas por LDL oxidado, glicose elevada e palmitato, previne a apoptose celular e estimula a migração das células endoteliais. A omentina parece promover a produção de óxido nítrico.[122]

A leptina, a primeira proteína derivada seletivamente dos adipócitos, foi introduzida em 1994.[123] O principal papel inicialmente atribuído a esta proteína era o controlo do apetite através de uma ação central que inibia o consumo de alimentos. Dados mais recentes indicam que a leptina tem numerosos papéis biológicos e funcionais, alguns dos quais podem ter impacto no sistema cardiovascular.[113] Verificou-se que a leptina é um regulador da oxidação de ácidos gordos livres não esterificados pelos tecidos periféricos,[124] através da sua ação na oxidação de ácidos gordos livres não esterificados, a leptina demonstrou impedir a acumulação de gorduras ectópicas nos órgãos periféricos, ou seja, coração, rins, pâncreas e músculos esqueléticos. A acumulação de gorduras nos órgãos-alvo pode produzir danos irreversíveis através da acumulação de ceramidas (lípidos citotóxicos), que podem, através do aumento da formação de óxido nítrico, causar a apoptose das células carregadas de lípidos (como os cardiomiócitos e as células beta).[125] Além disso, foi também sugerido que a leptina tem um papel potencial na inflamação, uma vez que foram encontrados receptores de leucócitos nesta proteína, no entanto, a relação entre a DCV e a leptinemia permanece controversa. [126,127]

As adipocinas activam várias vias, algumas das quais desempenham um papel importante na iniciação e progressão das doenças, enquanto outras têm um papel protetor. Foi referido que algumas adipocinas desempenham um papel crítico na aterosclerose e no desenvolvimento e progressão de outras doenças cardiovasculares. A adiponectina é agora claramente considerada como anti-inflamatória, anti-aterosclerótica e pode ter um efeito potencialmente cardio-protetor (tal como efeitos antioxidantes e anti-apoptóticos),[128] uma vez que foi relatado que inibe a transformação de macrófagos em células espumosas, inibe a expressão da molécula de adesão endotelial induzida pelo TNF-α, reduz o conteúdo intracelular de ésteres de colesterilo nos macrófagos, suprime a expressão de TNF-α nos macrófagos e no tecido adiposo e inibe a proliferação de células musculares lisas.[129,130] Além disso, um estudo de caso-controlo aninhado indicou que níveis mais elevados de adiponectina estavam associados a um menor risco de DCV.[131] Outros dados mostraram que a adiponectina pode estar associada a uma menor placa de aterosclerose nos homens, mas esta relação continua a ser debatida.[132] Além disso, a adiponectina pode ter um impacto benéfico no miocárdio, os dados mostraram que tem um efeito direto nos cardiomiócitos, actuando como um "protetor do coração", por exemplo, a sua ação na promoção da sobrevivência das células e na inibição da morte das células.[133] No entanto, observou-se que os níveis de adiponectina estão aumentados na insuficiência cardíaca crónica, e esse aumento foi associado a um pior prognóstico.[134] Os investigadores tentaram explicar esta inconsistência através de uma "resistência à adiponectina", que pode ser encontrada em doentes com lesões cardíacas extremas. Segundo esta justificação, níveis mais elevados de adiponectina representam uma resposta contra-reguladora que é fundamental para promover processos antioxidantes e anti-inflamatórios de forma a compensar a degeneração do coração.[121, 135] Além disso, a omentina pode também ter um efeito protetor contra a DCV, através da sua ação anti-inflamatória pela redução da proteína C-reactiva (PCR), do efeito vasodilatador nos vasos e do seu papel na prevenção da calcificação arterial.[136]

As primeiras observações sobre a proteína C-reactiva (PCR) em relação ao risco cardíaco foram feitas em 1954, quando, após um enfarte do miocárdio, foi relatado que a PCR estava dramaticamente aumentada e que a extensão deste aumento era de mau prognóstico.[137,138] Posteriormente, foi relatado que níveis elevados de PCR também estavam correlacionados com um risco aumentado de futuros eventos cardíacos. Os níveis de PCR também estão correlacionados com mortes súbitas por eventos cardíacos e com a elevação de outras adipocinas pró-inflamatórias, como a IL-6 e a IL-18.[139,140] Os níveis elevados de PCR estão agora inquestionavelmente associados à obesidade e ao aumento do risco de DCV em todas as idades. Vários dados referem que os níveis elevados de PCR estão associados à resistência à insulina e à diabetes mellitus, à hipertensão, à síndrome metabólica e à dislipidemia, que são fortes factores de risco de DCV.[141] Além disso, vários estudos longitudinais demonstraram uma relação linear entre os níveis circulantes de PCR e o risco de DCV.[142] Pradhan e colegas[143] estudo caso-controlo prospetivo e aninhado de 27 628 mulheres revelou que níveis elevados de PCR entre participantes obesas não só estavam associados ao prognóstico do desenvolvimento de DCV, como também previam o risco de progressão da diabetes mellitus tipo dois.

A contribuição do TNF-α para a vasculopatia é complexa e permanece controversa. No entanto, o TNF-α associado à obesidade é secretado principalmente por macrófagos acumulados no tecido adiposo, ao passo que os adipócitos produzem normalmente TNF-α não secretado e ligado à membrana.[144,145] O aumento sistemático dos níveis circulantes de TNF-α tem sido associado à resistência à insulina.[146,147] Por conseguinte, parte do envolvimento do TNF-α na DCV pode ser maioritariamente devido à sua contribuição para o desenvolvimento de diabetes resistente à insulina e à hiperglicemia daí resultante.[148] Além disso, os níveis circulantes de TNF-α também podem contribuir para a DCV através da sua condução da produção de PCR e do estado geral de inflamação sistémica.[149] O aumento dos níveis circulantes de IL-6 tem sido correlacionado com o aumento do risco de desenvolvimento de insuficiência cardíaca congestiva, mesmo antes da ocorrência de DCV na população idosa.[139] A IL-6, associada à obesidade, induz a secreção de PCR e pode diminuir a atividade da lipoproteína lipase, resultando num aumento da absorção de lípidos pelos macrófagos. Além disso, os níveis circulantes de IL-6 podem estimular o eixo hipotálamo-pituitária-adrenal, estando esta ativação associada à hipertensão e à resistência à insulina.[150]

É de salientar que se observam níveis alterados de adipocinas em crianças e adolescentes obesos. Dados do estudo NHANES III,[151] Giordano e colegas,[152] e Iannuzzi e colegas[153] mostraram níveis inflamatórios mais elevados em crianças com percentis de IMC mais elevados, que também exibiram um grau de colesterol total e TGs elevados, hipertensão, hiperinsulinemia e hiperglicemia, enquanto os níveis de adiponectina e HDL-C eram mais baixos em comparação com controlos não obesos. O que confirma que a obesidade infantil está associada a um aumento dos factores de risco de DCV, incluindo anomalias das adipocinas.

Mensagens-chave:

- Existem duas grandes adipocinas (citocinas produzidas pelo tecido adiposo): as adipocinas "saudáveis" e as "não saudáveis".

- Durante a obesidade, as adipocinas prejudiciais à saúde tornam-se mais reguladas.

- No estado de obesidade, as adipocinas activam várias vias que estão associadas ao início e à progressão de várias doenças não transmissíveis, incluindo a DCV.

- A leptina, a PCR, o TNF-α e a IL-6 estão entre as adipocinas que desempenham um papel na iniciação e progressão da DCV e que se tornam reguladas positivamente durante a obesidade. Enquanto a omentina e a adiponectina actuam como protectoras contra a DCV, tornam-se desreguladas.

- A obesidade infantil está associada a anomalias das adipocinas como as observadas nos adultos, aumentando assim o risco de DCV no futuro.

9. Obesidade infantil e aumento da massa ventricular esquerda:

Os desfragmentos hemodinâmicos e metabólicos estão associados à obesidade e à síndrome metabólica, como já foi referido. Alterações na geometria cardíaca também têm sido relatadas no contexto da obesidade, especificamente o aumento da massa ventricular esquerda, a dilatação do ventrículo esquerdo e a diminuição da função sistólica e diastólica.[154, 155] O aumento da massa ventricular esquerda prediz uma maior incidência de eventos clínicos relacionados à DCV.[156] Entre crianças e adolescentes, tem havido pouca controvérsia em relação ao efeito cardiovascular da obesidade. A hipertrofia do ventrículo esquerdo observada em crianças e adolescentes com sobrepeso e obesidade é atribuída a uma resposta compensatória causada pelo aumento da carga de trabalho cardíaco. Entretanto, relatos têm demonstrado uma alteração na geometria cardíaca durante o excesso de carga de trabalho cardíaco em crianças e adolescentes obesos.[26]

O Bogalusa Heart Study, um estudo longitudinal birracial, investigou os efeitos da pressão arterial, do crescimento e do excesso de peso na massa ventricular esquerda, tendo referido que o excesso de peso corporal é uma causa independente importante da aquisição de massa ventricular esquerda aumentada. [157] O estudo também discutiu que o aumento da massa ventricular esquerda pode preceder o desenvolvimento do aumento da pressão arterial. O Coração de Bogalusa

O estudo também demonstrou que a adiposidade infantil prediz o aumento da massa ventricular esquerda em adultos jovens. [158] Nas crianças, o IMC foi o único preditor independente do aumento da massa ventricular esquerda no adulto. O estudo Strong Heart Study investigou a geometria do ventrículo esquerdo num grande grupo de adolescentes indianos americanos com um grau anormal de tamanho corporal e concluiu que a geometria cardíaca é afetada pela gravidade da anormalidade do habitus corporal. [159] O estudo também relatou que os participantes com excesso de peso tinham um aumento da massa ventricular esquerda relacionado com o aumento da carga de trabalho cardíaco; no entanto, entre os participantes obesos, os níveis de aumento da massa ventricular esquerda excediam a carga cardíaca e estavam principalmente associados à redução da função sistólica do ventrículo esquerdo e do desempenho do miocárdio. Esses achados sugerem que a geometria cardíaca é influenciada por fatores exógenos, além dos fatores hemodinâmicos conhecidos, o que leva ao aumento da carga de trabalho do músculo cardíaco.

Um estudo concluiu que o aumento do índice de massa do ventrículo esquerdo foi maior em crianças e adolescentes em 2008 do que em crianças e adolescentes do final da década de 1980, o que pode ser atribuído, pelo menos em parte, ao aumento dos níveis de IMC nos jovens nos últimos 20 anos.[160] O estudo também registou um aumento da hipertrofia do ventrículo esquerdo e da dilatação do ventrículo esquerdo nos participantes obesos, o que pode predispor à insuficiência ventricular esquerda no futuro.

Utilizando os recentes avanços na ecocardiografia, os investigadores estudaram o efeito da obesidade na deformação do miocárdio através de imagens de deformação e de taxa de deformação, medida da contratilidade do miocárdio.[161] Na ausência de hipertensão em crianças, a obesidade foi associada a reduções significativas na deformação sistólica do miocárdio, tanto no ventrículo esquerdo como no direito. Além disso, foi observado um aumento do índice de massa ventricular esquerda em crianças obesas.[162] Koopman e colegas[163] estudo-piloto incluiu crianças obesas com anomalias lipídicas para avaliar as infracções miocárdicas e vasculares, tendo referido que as crianças obesas com anomalias lipídicas apresentavam uma diminuição da deformação sistólica e diastólica do ventrículo esquerdo e um aumento da rigidez da parede arterial. Embora o estudo tenha uma pequena dimensão da amostra e algumas limitações, salientou a necessidade de futuros estudos longitudinais para investigar o papel da obesidade e das anomalias lipídicas na interação ventrículo-vascular. A obesidade em crianças não só afectou a contratilidade ventricular, como também foi associada a uma redução da deformação bilateral do miocárdio auricular, tanto na aurícula direita como na esquerda.[164]

A obesidade infantil é um importante fator de risco para futuros maus resultados cardiovasculares e DCV, os dados ecocardiográficos mostraram que as alterações do miocárdio podem ocorrer precocemente no processo da doença e podem manifestar-se em idades mais jovens na epidemia de obesidade pediátrica. No estado de obesidade, juntamente com o índice de massa ventricular esquerda, neste momento, as medidas que envolvem a ecocardiografia têm um papel na capacidade de investigação. Futuros estudos de seguimento que identifiquem as caraterísticas que colocam as crianças em risco significativamente elevado poderão ser úteis. [26]

Mensagens-chave:

• A obesidade está associada a alterações da geometria cardíaca, incluindo: aumento da massa ventricular esquerda, dilatação do ventrículo esquerdo e diminuição da função sistólica e diastólica. Estas alterações são observadas em crianças e adolescentes obesos.

• O aumento da massa do ventrículo esquerdo em crianças e adolescentes obesos é um indicador de maus resultados cardiovasculares futuros e de DCV.

10. A obesidade infantil e a aterosclerose:

Embora a aterosclerose apareça clinicamente durante a idade adulta média e tardia, sabe-se que tem um longo desenvolvimento assintomático que começa cedo na vida, particularmente durante a infância. As alterações vasculares ateroscleróticas menores são observadas na maioria das crianças. De facto, este processo é acelerado em algumas crianças devido a vários factores de risco ou doenças específicas,[165] tais como: obesidade e excesso de peso,[51] síndrome metabólica,[78] hipertensão e pressão arterial elevada,[165, 166] dislipidemia,[167] história familiar,[168] tabagismo,[169] e hiperglicemia.[170] A obesidade, no entanto, é considerada o principal fator de risco de DCV que facilita o processo aterogénico na infância.[171,172]

O processo de aterosclerose na infância começa com a acumulação de estrias gordurosas - macrófagos engordurados com lípidos, designados por células espumosas e linfócitos T - na íntima das artérias principais, e progride durante a adolescência e a idade adulta.[173] Se a acumulação de lípidos for acentuada ao longo do tempo, os lípidos acumulados podem ficar cobertos por uma capa fibromuscular, formando uma placa fibrosa. Com o tempo, a placa pode sofrer calcificação, hemorragia, ulceração ou rutura e trombose. A oclusão por trombose está associada a doenças clínicas, incluindo enfarte do miocárdio, gangrena ou acidente vascular cerebral, dependendo da artéria afetada.[24]

Foi demonstrado que a obesidade entre os jovens acelera a aterosclerose.[87] Estudos anteriores que tinham como objetivo avaliar a saúde vascular entre crianças e jovens que tinham morrido por causas externas, como acidentes, homicídios ou suicídios, referiram que a obesidade é um dos principais factores de gravidade das estrias gordas e das lesões avançadas, incluindo placas fibrosas e placas com calcificação ou ulceração na aorta abdominal e na artéria coronária direita.[36] A atenção sobre o desenvolvimento precoce da aterosclerose foi dada pela primeira vez em 1953, através de um estudo de autópsia efectuado em jovens soldados americanos que morreram na guerra da Coreia, com uma idade média de 22 anos, tendo o estudo referido que mais de 70% deles apresentavam indícios de aterosclerose nas suas artérias coronárias.[174]

Outro estudo realizado em 1971 sobre angiografia coronária post-mortem e dissecção de corações de 105 jovens soldados americanos que morreram na guerra do Vietname mostrou que 45% dos soldados apresentavam indícios de aterosclerose e 5% apresentavam indícios grosseiros de aterosclerose coronária grave. [175] Um estudo realizado em crianças americanas jovens (com idades compreendidas entre os 10 e os 14 anos) que morreram em acidentes de viação demonstrou uma incidência muito elevada de macrófagos carregados de lípidos na íntima da aorta e das artérias coronárias, sendo que mais de 50% delas apresentavam indícios de aterosclerose precoce. [176] Um estudo nacional baseado em autópsias (2856 participantes autopsiados) sobre a aterosclerose em jovens japoneses com idades compreendidas entre 1 mês e 39 anos registou a presença de estrias gordas em 29% das aortas entre os que tinham 1-9 anos. [177]

Do ponto de vista fisiopatológico, os adultos jovens com obesidade visceral têm mais macrófagos infiltrados (macrófagos/mm^2) nas suas lesões de aterosclerose. [178] No estudo Pathobiologic Determinants of Atherosclerosis in Youth (PDAY), foi efectuado o exame da aterosclerose ao nível da autópsia e a maior extensão da aterosclerose foi registada em cerca de 3000 homens jovens (com idades compreendidas entre os 15 e os 34 anos) com um IMC superior a 30, que também apresentavam uma maior distribuição da gordura visceral ou obesidade abdominal.[179,180] Os estudos de patologia relataram uma relação clara entre a obesidade e os seus factores de risco associados e a aceleração da aterosclerose.[87]

Mensagens-chave:

• O excesso de peso e a obesidade, a hipertensão e a pressão arterial elevada, a dislipidemia, a hiperglicemia e o tabagismo são alguns dos principais factores de risco modificáveis que facilitam o processo de aterosclerose durante a infância.

• A obesidade infantil é o principal fator de risco que facilita o processo aterogénico.

10.1 Avaliação da aterosclerose pré-clínica em crianças e adolescentes:

Até à década de 1980, a compreensão dos antecedentes infantis da aterosclerose na idade adulta era muito limitada, restringindo-se principalmente a estudos de autópsias de crianças, adolescentes e jovens adultos que tinham morrido de causas acidentais. No entanto, foram desenvolvidas recentemente técnicas não invasivas para detetar as alterações precoces nas anomalias anatómicas que podem refletir a aterosclerose pré-clínica.[165]

Na investigação e na prática clínica, existem duas medidas principais para a avaliação não invasiva da aterosclerose pré-clínica: (i) medida funcional utilizando a técnica de dilatação mediada pelo fluxo (FMD) e (ii) medidas estruturais, incluindo: espessura da íntima-média da carótida (cIMT), espessura da íntima-média da aorta (aIMT), velocidade da onda de pulso (PWV), tomografia computorizada (CT) e ressonância magnética (MRI). [165]

A avaliação da função endocárdica pode ser efectuada através da medição das alterações do diâmetro dos vasos sanguíneos em resposta a um estímulo específico, utilizando a técnica da FMD. A FMD mede a vasodilatação mediada por óxido nítrico produzida pelo aumento do fluxo após um período de isquemia (por exemplo, isquemia induzida por uma braçadeira de pressão arterial insuflada) utilizando a ultrassonografia da artéria braquial.[165] Foram registadas anomalias da função endotelial em crianças com elevado risco de futura doença coronária, tais como diabetes mellitus tipo 1 e história familiar de doença coronária prematura.[165, 181]

A espessura da íntima-média da carótida (cIMT) mede as alterações estruturais da artéria carótida. Tem sido amplamente utilizada na investigação para avaliar as alterações arteriais precoces em crianças e jovens adultos com factores de risco cardiovascular. Sugere-se que a cIMT seja um biomarcador importante das alterações subclínicas da artéria carótida e, por conseguinte, da aterosclerose subclínica.[182] Vários estudos relataram uma associação entre o aumento da EMIc e os factores de risco cardiovascular bem conhecidos, como a obesidade,[183] a dislipidemia e a pressão arterial elevada. [184, 185] Recentemente, o aumento da EMIc é observado em crianças com hipercolesterolemia familiar, crianças com níveis aumentados da proteína CD14 das vesículas extracelulares e crianças com rácio TG/HDL aumentado. [184-186]

Para além da EMIc, a espessura médio-intimal da aorta (EMIa) é outra medida utilizada em pediatria e em crianças, tendo a EMIa provado ser útil mesmo em neonatos e crianças pequenas. Foi relatado que o aumento da aIMT está associado ao tabagismo materno,[187] nascimento pré-termo,[188] baixo peso à nascença,[189] restrição do crescimento intrauterino,[190] hipercolesterolemia familiar,[191] e outros.

A rigidez arterial é também um método que mede as alterações estruturais através da medição da velocidade da onda de pulso (PWV) entre duas artérias principais localizadas na parte inferior do corpo (ou seja, tornozelo ou femoral) ou na parte superior do corpo (ou seja, artéria carótida ou artéria braquial). [165] A PWV reflecte o tempo necessário para que a onda de pulso percorra o vaso sanguíneo a uma determinada distância ao longo do vaso sanguíneo. A rigidez arterial varia normalmente entre adolescentes e adultos jovens com base na idade, género e etnia. [165] A vantagem da PWV em relação a outros métodos não invasivos é a sua simplicidade e o menor tempo necessário para a medição, o que facilita a sua utilização nos cuidados primários.[165] A rigidez em crianças e adolescentes tem sido associada a factores de risco cardiovascular, como o aumento do IMC, a dislipidemia, a pressão arterial e a resistência à insulina.[192]

A tomografia computorizada (TC) é outra técnica para detetar as alterações estruturais nas artérias. As principais vantagens da TC em relação a outros métodos são o facto de permitir a localização e a quantificação dos depósitos de cálcio nas artérias coronárias. No entanto, pode ter efeitos potencialmente nocivos devido à sua exposição à radiação. Por conseguinte, a utilização da TC é limitada nas crianças.[165] A ressonância magnética (RM) é utilizada para avaliar a aterosclerose precoce, uma vez que permite a caraterização da função cardíaca, estrutura e fluxo sanguíneo sem exposição a radiação ionizante.[165,193] Também tem sido usada para medir placas ateromatosas e caraterizar a estrutura da circulação periférica.

Mensagens-chave:

- Existem várias técnicas não invasivas para medir as anomalias precoces nas paredes arteriais, ou seja, a aterosclerose subclínica.

10.2 O papel das lipoproteínas e das adipocinas no início da aterosclerose:

As partículas de LDL mais pequenas e mais densas - associadas à obesidade, como já foi referido - parecem ser altamente aterogénicas, uma vez que podem penetrar na parede vascular e são susceptíveis de oxidação.[194] Um nível elevado de LDL pequenas e densas está associado a um maior risco de doença coronária. Lamarche e colegas[195] referiram que um terço dos doentes com doença coronária apresentava concentrações normais de LDL, mas um aumento das proporções de LDL densas. A apolipoproteína B é um dos determinantes importantes do risco associado ao fenótipo LDL pequeno.[196, 1978] As anomalias lipídicas dos adolescentes estavam mais fortemente relacionadas com uma maior cIMT na idade adulta. Os adolescentes com excesso de peso e obesidade e com dislipidemia apresentaram níveis mais elevados de cIMT na idade adulta do que os participantes sem ambos os factores de risco, o que levou os autores a sugerir que o rastreio da dislipidemia poderia ser limitado aos adolescentes com excesso de peso e obesidade.[167] Estudos efectuados a nível de autópsias demonstraram que havia um aumento das lesões ateroscleróticas na artéria coronária e na aorta, com diminuição dos níveis circulantes de HDL e aumento dos níveis de LDL.[198, 199] A equipa de investigadores do Bogalusa Heart Study avaliou diferentes medidas dos níveis de lípidos na infância para prever o aumento da EMIc durante a idade adulta e referiu que os níveis de colesterol não-HDL, LDL, rácio colesterol total/HDL, apolipoproteína B e apolipoproteína B/apolipoproteína A-I são todos preditores do aumento da EMIc na idade adulta. [200] Um estudo prospetivo de 3 grandes estudos longitudinais (Bogalusa Heart Study, Cardiovascular Risk in Young Finns e Childhood Determinants of Adult Health) indicou que os adolescentes com dislipidemia, de acordo com os critérios do National Cholesterol Education Program e do NHANES, apresentavam um risco significativamente maior de níveis elevados de cIMT na idade adulta.[167]

Os processos fisiopatológicos que ligam a obesidade à DCV e à aterosclerose envolvem um estado inflamatório crónico de baixo grau. O perfil inflamatório é geralmente o resultado de múltiplos factores combinados, incluindo a obesidade, a dislipidemia, a resistência à insulina e a hipertensão.[5] A aterosclerose é um processo inflamatório que começa com a disfunção endotelial.[201-203] A disfunção endotelial é um distúrbio sistemático que se caracteriza por um desequilíbrio entre a vasoconstrição e a vasodilatação dependente do endotélio, bem como por factores pró-trombóticos e antitrombóticos. [203] Como resultado de factores inflamatórios, o aumento da adesão endotelial e da permeabilidade levam à entrada de leucócitos e à expressão no endotélio de moléculas de adesão, nomeadamente, a molécula de adesão intercelular-1 (ICAM-1) e a molécula de adesão celular vascular-1 (VCAM-1). [203] Observa-se um aumento da expressão da E- e P-selectina, que estão envolvidas no recrutamento e rolamento de leucócitos, da proteína quimioatraente de monócitos-1 (MCP-1), que aumenta a transmigração de leucócitos e das integrinas, que medeiam a subsequente adesão à íntima. [201, 205] Por conseguinte, a disfunção endotelial é considerada uma caraterística distintiva em diferentes fases da aterosclerose, desde o desenvolvimento de estrias gordas (aterosclerose subclínica precoce) até à oclusão e enfarte do vaso sanguíneo, pelo que deve ser considerada um marcador de aterosclerose. [204] A Tabela (4) resume o envolvimento de algumas das principais citocinas pró-inflamatórias e moléculas de adesão na aterosclerose.[205]

As crianças e os adolescentes com obesidade e doenças relacionadas com a obesidade apresentam inflamação sistémica e evidência de ativação endotelial. Um estudo recente indicou que as crianças em idade escolar (10-15 anos) com obesidade grave e síndrome metabólica apresentavam níveis significativamente mais elevados de cIMT, -IL-6, IL-1β, TNF-α, VCAM-1, ICAM-1 e outros factores de risco de DCV em comparação com as crianças magras,[78] juntamente com outros estudos[152,153] a obesidade está associada à ativação endotelial e ao processo inflamatório em crianças obesas.

Tabela 4. Resumo do envolvimento de citocinas pró-inflamatórias e moléculas de adesão selecionadas na aterosclerose [205]

Citocinas pró-inflamatórias	Células envolvidas	Efeito aterogénico

Proteína C-reactiva [206]	- Células endoteliais - Moléculas de adesão	- As células endoteliais estimulam a produção de quimiocinas e moléculas de adesão
Fator de necrose tumoral alfa (TNF-α) [206]	- Neutrófilos , - Monócitos e - Células endoteliais	- Ativa os monócitos, os neutrófilos e as células endoteliais para expressarem moléculas de adesão
Interleucina-6 (IL-6) [206]	- Células epiteliais, Fibroblastos e Macrófagos/ Monócitos	- Envolvido na promoção da coagulação, que pode resultar no desenvolvimento da aterosclerose
Interleucina-1β (IL-1β) [206]	- Macrófagos/ Monócitos	- Facilita a coagulação e a trombose
Principais moléculas de adesão associadas à geração e à progressão da aterosclerose		
Molécula de adesão celular vascular-1 (VCAM-1) [207]	- Células endoteliais	- Pode ser um potencial candidato a marcador de disfunção endotelial
Molécula de adesão intercelular-1 (ICAM-1) [207]	- Células endoteliais	- Envolvido no recrutamento de leucócitos, migração para a parede do vaso
Moléculas de adesão leucócito-endotelial [208]	- Células endoteliais	- Migração de monócitos para a área subendotelial

Mensagens-chave:

- As anomalias lipídicas em crianças e adolescentes obesos estão associadas à aterosclerose na idade adulta.

- A aterosclerose é um processo inflamatório.

- As crianças e os adolescentes com obesidade e doenças associadas à obesidade podem apresentar disfunção endotelial (um sinal de aterosclerose em diferentes fases) e inflamação crónica de baixo grau.

11. O impacto da intervenção:

As indicações para a intervenção clínica para prevenir futuras DCV em crianças e adolescentes obesos não estão bem definidas. [98] As diretrizes clínicas abordaram a importância das modificações do estilo de vida, das intervenções dietéticas e do exercício físico para prevenir e gerir a obesidade, utilizando o IMC como medida para avaliar a eficácia do tratamento,[209, 210] com a consideração de abordagens mais agressivas, como a farmacoterapia e a cirurgia bariátrica para adolescentes gravemente obesos, que falharam as terapêuticas mais convencionais e sofrem de complicações graves. [211] A eficácia das diferentes opções de tratamento da obesidade em crianças e adolescentes é complexa e pode ser revista noutro local. [212, 213] No entanto, as intervenções mais comuns para as populações jovens incluem dietas equilibradas, aumento da atividade física (moderada a vigorosa) e redução das actividades sedentárias.[98]

Os programas de exercício relataram ter um resultado positivo nas medidas do IMC e da adiposidade a curto prazo (por exemplo, 10 semanas)[214] e a médio prazo (por exemplo, 4 meses)[215] No entanto, nem todos os estudos relataram uma alteração significativa no IMC, apesar de outros resultados positivos, como a melhoria da função endotelial.[216, 217] A utilização do IMC para avaliar os resultados primários do exercício pode levar a uma subestimação da intervenção, especialmente no que respeita ao risco cardiovascular, uma vez que o exercício pode alterar a composição corporal, embora o peso corporal permaneça o mesmo.[218] Um estudo efectuado por Watts e colegas[219], relatou uma redução da obesidade central, determinada por DEXA, após apenas 8 semanas de treino em circuito, apesar de não ter havido alterações significativas no IMC ou no perímetro da cintura, o que realçou o potencial de subestimação da eficácia da intervenção quando se utiliza o IMC como medida de resultado primário.

Os estudos de intervenção que avaliam as alterações na estrutura e/ou nas funções cardiovasculares são limitados.[99] Os estudos relataram uma melhoria da função cardíaca[220] e da função vascular[217, 219, 221] com a intervenção do exercício, sendo também promissoras as melhorias nas funções diastólicas após 6 meses de intervenções dietéticas[222] . Os relatórios indicam que as melhorias induzidas pelo exercício na FMD em crianças obesas foram revertidas após apenas 6 semanas de inatividade física,[217, 219] defendendo assim o exercício como método de prevenção e tratamento na juventude. Considerando o aumento das necessidades energéticas devido ao crescimento das crianças e adolescentes, foi proposto que a atividade física vigorosa é mais eficaz na prevenção da obesidade do que a restrição da ingestão de energia.[223] Além disso, um estudo relatou redução no IMC, circunferência da cintura, pressão arterial sistólica e LDL após apenas 10 semanas de treinamento aeróbico e em circuito (combinação de exercícios de resistência e aeróbicos), sem melhora na rigidez arterial. [215] Outro estudo relatou que a redução do IMC e da massa gorda não foi acompanhada de melhoria da função endotelial.[224] A cirurgia bariátrica melhorou a cardiometria e a função diastólica em adolescentes com obesidade mórbida (avaliada em 10±3 meses de pós-operatório).[225] Além disso, a cirurgia bariátrica foi associada à diminuição da gordura epicárdica. [226] São necessários estudos longitudinais de controlo aleatório com seguimento a longo prazo para avaliar a eficácia da intervenção da obesidade em crianças e adolescentes em futuros resultados cardiovasculares.

Mensagens-chave:

- Os estudos de intervenção utilizaram modificações do estilo de vida, da dieta e do exercício físico e abordagens mais agressivas, como a farmacoterapia e a cirurgia bariátrica.

- Os estudos de intervenção estão a mostrar resultados promissores a curto e a médio prazo.

- A utilização do IMC para avaliar o resultado primário de estudos de intervenção baseados no exercício pode levar a uma diminuição da eficácia dos resultados.

- Para avaliar a eficácia a longo prazo dos estudos de intervenção, são necessários estudos de controlo aleatórios longitudinais bem alimentados, com acompanhamento a longo prazo.

12. Investigação e considerações clínicas:

Até à data, os estudos indicam que a obesidade na infância e na adolescência está associada a diferentes tipos de alterações na estrutura e nas funções cardiovasculares. No entanto, a interpretação entre os diferentes resultados é complexa, uma vez que existem variações no número e nos tipos de factores de risco cardiovascular que são estudados em crianças e adolescentes obesos. Os investigadores geralmente investigam múltiplos factores de risco, no entanto, o estudo do efeito da importância ponderada e do tempo de exposição a cada fator de risco é limitado. [98] Como já foi referido, a normalização das definições e dos pontos de corte do estado do peso corporal em populações jovens é fundamental para definir o problema em primeiro lugar. A controvérsia na definição de obesidade em diferentes populações e até na mesma população torna difícil a comparação entre diferentes resultados e a obtenção de conclusões.[26] Além disso, faltam estudos que avaliem os dados normativos do estado e dos parâmetros cardiovasculares em crianças e adolescentes. Estes resultados são essenciais para estabelecer diretrizes básicas, a fim de comparar com os seus homólogos de alto risco na prática clínica.[98]

A normalização da abordagem clínica na avaliação cardiovascular é fundamental, incluindo a normalização da deteção e avaliação precoces da disfunção cardíaca subclínica e da aterosclerose subclínica, que podem apresentar um potencial de reversibilidade.[98]

Mensagens-chave:

• São necessários mais estudos que avaliem cada fator de risco cardiovascular, a fim de determinar o efeito da importância ponderada e da duração da exposição a cada fator de risco.

• São necessários mais estudos que avaliem os valores normativos do estado e dos parâmetros cardiovasculares na população mais jovem, a fim de definir as diretrizes básicas.

- É necessário normalizar a abordagem clínica, incluindo a avaliação da disfunção cardíaca subclínica e da aterosclerose subclínica.

13. Direcções futuras:

Os dados mais discutidos neste texto indicam que a obesidade na infância e na adolescência não só está associada ao aumento do risco de DCV na idade adulta, como também está associada a alterações na estrutura e função cardiovasculares na idade jovem, o que pode ser indicativo de dano cardiovascular. Por conseguinte, há uma necessidade urgente de programas que considerem a prevenção e o tratamento de crianças e adolescentes obesos. Além disso, são necessários estudos exaustivos a longo prazo, bem alimentados, que forneçam valores normativos padrão para as funções e parâmetros cardiovasculares ao longo da infância e da adolescência, que tenham em consideração as alterações adaptativas e outras alterações associadas ao crescimento e ao desenvolvimento.[98] Esses valores normativos podem ajudar a distinguir as alterações adaptativas que ocorrem durante o crescimento e o desenvolvimento normais e saudáveis das alterações patológicas ou mal-adaptativas que ocorrem em consequência da obesidade ou de outros factores de risco.[98] Além disso, a identificação de biomarcadores associados às alterações adaptativas da função cardiovascular durante o crescimento e o desenvolvimento e a forma como esses biomarcadores se alteram com a obesidade e as DCV relacionadas com a obesidade podem constituir uma medida rentável a utilizar no rastreio de crianças e adolescentes com risco ou disfunção cardiovascular. Apesar do custo associado à medida da composição corporal, como o DEXA e a RMN, esta pode ser utilizada em estudos de intervenção na obesidade para avaliar a alteração da massa gorda, que reflecte a eficácia das intervenções.[98]

Mensagens-chave:

* Os programas de prevenção e tratamento da obesidade em crianças e adolescentes são urgentes em diferentes populações.

* São necessários estudos a longo prazo que forneçam valores normativos padrão para as funções cardiovasculares em crianças e adolescentes para distinguir entre a fase de adaptação normal ou as alterações associadas ao crescimento e as alterações desadaptativas que estão associadas à obesidade.

- São necessários estudos a longo prazo para distinguir os valores normais dos biomarcadores que acompanham as alterações adaptativas durante o crescimento e o desenvolvimento da obesidade e das doenças cardiovasculares relacionadas com a obesidade, a fim de proporcionar medidas rentáveis em crianças e adolescentes.

14. Resumo:

Embora não exista uma definição fixa de obesidade em crianças e adolescentes, estudos básicos, clínicos e populacionais apoiam a noção de que a obesidade numa idade jovem está associada a alterações que aumentam o risco de DCV. Para além de a obesidade ser um fator de risco independente para a DCV, está associada ao aumento de outros factores de risco de DCV, como a diabetes mellitus tipo dois e a hipertensão.

O processo patológico que liga a obesidade à aterosclerose e a outras doenças cardiovasculares envolve um estado de inflamação crónica de baixo grau. O processo inflamatório resulta principalmente da expansão do tecido adiposo, especialmente na zona visceral e ectópica, mas também de anomalias metabólicas como a dislipidemia. Não há dúvida de que a obesidade está associada a alterações da estrutura e da função cardiovasculares, alterações da geometria cardíaca, como o aumento da massa do ventrículo esquerdo, a dilatação do ventrículo esquerdo e a diminuição da função sistólica e diastólica, que se observam em crianças e adolescentes com obesidade e têm sido associadas a maus resultados cardiovasculares. Além disso, a obesidade na infância e na adolescência é o principal fator de risco que facilita a aterosclerose, que é considerada um processo inflamatório e altamente afetada por anomalias das lipoproteínas.

Embora os estudos de intervenção pareçam promissores na melhoria da saúde geral e na redução do risco cardiovascular a curto e a moderado prazo, são necessários estudos longitudinais bem fundamentados para investigar a eficácia da intervenção a longo prazo. Além disso, como passo inicial para a prevenção do risco de DCV em idade jovem, deve ser realçada a importância de traçar as diretrizes básicas através da avaliação da estrutura cardiovascular normativa e dos pontos de corte dos biomarcadores normativos para poder identificar as crianças e os adolescentes de alto risco, a fim de iniciar um plano de intervenção através de hábitos de vida e modificações nutricionais, tais diretrizes podem melhorar os resultados globais de saúde, a qualidade de vida, os futuros custos terapêuticos elevados e as taxas de mortalidade mais baixas associadas às principais DCV.

Referências:

1 . Estatísticas Mundiais de Saúde 2012: Organização Mundial de Saúde. 20 Avenue Appia, 1211 Genebra 27, Suíça: Imprensa da OMS; 2012. Obtido em 12 de fevereiro de 2013 de http : //www.who .int/gho/publications/world health statistics/2012/en/.

2 . Swinburn, B. A., Sacks, G., Hall, K. D., McPherson, K., Finegood, D. T., Moodie, M. L., & Gortmaker, S. L. (2011). The global obesity pandemic: shaped by global drivers and local environments. *The Lancet, 378*(9793), 804-814.

3 . Ng, M., Fleming, T., Robinson, M., Thomson, B., Graetz, N., Margono, C., ... & Abraham, J. P. (2014). Prevalência global, regional e nacional de excesso de peso e obesidade em crianças e adultos durante 1980-2013: uma análise sistemática para o Global Burden of Disease Study 2013. *The lancet, 384*(9945), 766-781.

4 . Ungefroren, H., Gieseler, F., Fliedner, S., & Lehnert, H. (2015). Obesidade e cancro. *Biologia molecular hormonal e investigação clínica, 21* (1), 5-15.

5 . Bastien, M., Poirier, P., Lemieux, I., & Després, J. P. (2014). Visão geral da epidemiologia e contribuição da obesidade para as doenças cardiovasculares. *Progresso em doenças cardiovasculares, 56*(4), 369-381.

6 . Yaturu, S. (2011). Obesidade e diabetes tipo 2. *Revista de diabetes mellitus, 1* (04), 79.

7 . Rahmouni, K., Correia, M. L., Haynes, W. G., & Mark, A. L. (2005). Obesity-associated hypertension. *Hypertension, 45* (1), 9-14.

8 . Franssen, R., Monajemi, H., Stroes, E. S., & Kastelein, J. J. (2011). Obesidade e dislipidemia. *Clínicas Médicas da América do Norte, 95*(5), 893-902.

9 . Matthews, Y. Y., Dean, F., Lim, M. J., Mclachlan, K., Rigby, A. S., Solanki, G. A., ... & Kennedy, C. R. (2017). Síndrome de Pseudotumor cerebri na infância: incidência, perfil clínico e fatores de risco em um estudo de coorte nacional prospetivo de base populacional. *Arquivos de Doenças na Infância*, archdischild-2016.

10 Rocha, P. (2005). Obesidade e apneia do sono. *Anesthesiology Clinics of North*

America, *23* (3), xiii-xv.

11 Taylor, E. D., Theim, K. R., Mirch, M. C., Ghorbani, S., Tanofsky-Kraff, M., Adler-Wailes, D. C., ... & Yanovski, J. A. (2006). Complicações ortopédicas do excesso de peso em crianças e adolescentes. *Pediatrics*, *117*(6), 2167-2174.

12 Vrbikova, J., & Hainer, V. (2009). Obesity and polycystic ovary syndrome. *Obesity facts*, *2*(1), 26-35.

13 .V Mathew, A., Okada, S., & Sharma, K. (2011). Doença renal relacionada com a obesidade. *Current diabetes reviews*, *7*(1), 41-49.

14 Corey, K. E., & Kaplan, L. M. (2014). Obesidade e doença hepática. *Clínicas em doença hepática*, *18* (1), 1-18.

15 Esposito, M., Gallai, B., Roccella, M., Marotta, R., Lavano, F., Lavano, S. M., ... & Carotenuto, M. (2014). Níveis de ansiedade e depressão em crianças obesas pré-púberes: um estudo caso-controle. *Neuropsychiatrie doença e tratamento*, *10*, 1897.

16 Danielsen, Y. S., Nordhus, I. H., Jûliusson, P. B., Mæhle, M., & Pallesen, S. (2013). Efeito de uma intervenção cognitivo-comportamental de base familiar no índice de massa corporal, autoestima e sintomas de depressão em crianças com obesidade (713 anos): Um ensaio aleatório controlado por lista de espera. *Obesity research & clinical practice*, *7*(2), e116-e128.

17 Liu, X., Chen, G., Yan, J., & Luo, J. (2016). Status de peso e comportamentos de bullying entre crianças chinesas em idade escolar. *Child abuse & neglect*, *52*, 11-19.

18 Turer, C. B., Lin, H., & Flores, G. (2013). Estado de saúde, problemas emocionais/comportamentais, utilização de cuidados de saúde e despesas em crianças/adolescentes americanos com excesso de peso/obesidade. *Pediatria académica*, *13*(3), 251-258.

19 Organização Mundial da Saúde (OMS). (2014), Relatório sobre a situação mundial das doenças não transmissíveis. Genebra: 2010. Organização Mundial da Saúde.[acesso em 2012 Fev 28]. Disponível em: http://www. who.

int/nmh/publications/ncd report2010/en.

20 Lozano, R., Naghavi, M., Foreman, K., Lim, S., Shibuya, K., Aboyans, V., ... & AlMazroa, M. A. (2013). Mortalidade global e regional por 235 causas de morte para 20 grupos etários em 1990 e 2010: uma análise sistemática para o Global Burden of Disease Study 2010. *The Lancet, 380*(9859), 2095-2128.

21 Associação Americana do Coração. What is cardiovascular disease?. http://www.heart.org/HEARTORG/Conditions/What-is-Cardiovascular-	Disease UCM 301852 Article.jsp#.Wa5p3 MjHIU . acedido em 5 de setembro de 2017.

22 Federação Mundial do Coração. Cardiovascular disease risk factors. https ://www.world- heart-federation.org/resources/risk-factors/ . Acedido em 5 de setembro de 2017.

23 Ribeiro, J. C., Guerra, S., Oliveira, J., Andersen, L. B., Duarte, J. A., & Mota, J. (2004). Adiposidade corporal e agregação de factores de risco de doenças cardiovasculares em crianças e adolescentes portugueses. *American Journal of Human Biology, 16*(5), 556-562.

24 McGill, H. C., McMahan, C. A., Herderick, E. E., Malcom, G. T., Tracy, R. E., Strong, J. P., & Pathobiological Determinants of Atherosclerosis in Youth (PDAY) Research Group. (2000). Origin of atherosclerosis in childhood and adolescence (Origem da aterosclerose na infância e adolescência). *The American journal of clinical nutrition, 72*(5), 1307s-1315s.

25 Van Gaal, L. F., Mertens, I. L., & De Block, C. E. (2006). Mechanisms linking obesity with cardiovascular disease. *Nature, 444*(7121), 875.

26 Balakrishnan, P. L. (2014). Identificação de obesidade e factores de risco cardiovascular na infância e adolescência. *Clínicas Pediátricas da América do Norte, 61* (1), 153-171.

27 Spear, B. A., Barlow, S. E., Ervin, C., Ludwig, D. S., Saelens, B. E., Schetzina, K. E., & Taveras, E. M. (2007). Recommendations for treatment of child and adolescent overweight and obesity (Recomendações para o tratamento de sobrepeso e obesidade

em crianças e adolescentes). *Pediatrics, 120* (Suplemento 4), S254-S288.

28 Barlow, S. E., & Dietz, W. H. (1998). Avaliação e tratamento da obesidade: recomendações do comité de peritos. *Pediatrics, 102* (3), e29-e29.

29 Ogden, C. L., Kuczmarski, R. J., Flegal, K. M., Mei, Z., Guo, S., Wei, R., ... & Johnson, C. L. (2002). Centers for Disease Control and Prevention 2000 growth charts for the United States: improvements to the 1977 National Center for Health Statistics version. *Pediatrics, 109*(1), 45-60.

30 Ogden, C. L., & Flegal, K. M. (2010). Mudanças na terminologia para sobrepeso e obesidade infantil. *Age, 12,* 12.

31 .WHO, M. (2006). Crescimento, Referência, Estudo, Grupo. *Padrões de crescimento infantil da OMS: Comprimento/altura para a idade, peso para a idade, peso para o comprimento, peso para a altura e índice de massa corporal para a idade: Methods and development. Genebra: Organização Mundial de Saúde.*

32 OMS 5-19 yo referência Organização Mundial de Saúde (OMS). 2007. Disponível em: http://www.who.int/growthref/en/. Acedido em 6 de setembro de 2017.

33 Cole, T. J., Bellizzi, M. C., Flegal, K. M., & Dietz, W. H. (2000). Establishing a standard definition for child overweight and obesity worldwide: international survey. *Bmj, 320*(7244), 1240.

34 Flegal, K. M., & Ogden, C. L. (2011). Childhood obesity: are we all speaking the same language? *Advances in Nutrition: An International Review Journal, 2*(2), 159S-166S.

35 Shields, M., & Tremblay, M. S. (2010). Estimativas da obesidade infantil canadiana com base nos pontos de corte da OMS, IOTF e CDC. *Pediatric Obesity, 5*(3), 265-273.

36 Martinez-Costa, C., Nunez, F., Montal, A., & Brines, J. (2014). Relação entre cortes de obesidade infantil e comorbidades metabólicas e vasculares: análise comparativa de três padrões de crescimento. *Journal of human nutrition and dietetics, 27* (s2), 75-83.

37 Martinez-Costa, C., Nunez, F., Montai, A., & Brines, J. (2014). Relação entre cortes de obesidade infantil e comorbidades metabólicas e vasculares: análise comparativa de três padrões de crescimento. *Journal of human nutrition and dietetics*, *27* (s2), 75-83.

38 Shields, M., & Tremblay, M. S. (2010). Estimativas da obesidade infantil canadiana com base nos pontos de corte da OMS, IOTF e CDC. *Pediatric Obesity*, *5*(3), 265-273.

39 Reilly, J. J. (2010). Avaliação da obesidade em crianças e adolescentes: síntese de revisões sistemáticas e diretrizes clínicas recentes. *Jornal de nutrição humana e dietética*, *23*(3), 205-211.

40 Pietrobelli, A., & Tatò, L. (2005). Medidas da composição corporal: do passado para o futuro. *Ata paediatrica*, *94* (s448), 8-13.

41 Reilly, J. J. (2010). Avaliação da obesidade em crianças e adolescentes: síntese de revisões sistemáticas e diretrizes clínicas recentes. *Journal of human nutrition and dietetics*, *23*(3), 205-211.

42 Lim, S., & Meigs, J. B. (2014). Ligações entre gordura ectópica e doença vascular em humanos. *Arteriosclerose, trombose e biologia vascular*, *34*(9), 1820-1826.

43 Brumbaugh, D. E., Crume, T. L., Nadeau, K., Scherzinger, A., & Dabelea, D. (2012). O lipídio intramiocelular está associado à adiposidade visceral, marcadores de resistência à insulina e risco cardiovascular em crianças pré-púberes: o estudo EPOCH. *The Journal of Clinical Endocrinology & Metabolism*, *97*(7), E1099- E1105.

44 Cohen, M., Syme, C., Deforest, M., Wells, G., Detzler, G., Cheng, H. L., ... & Hamilton, J. (2014). Gordura ectópica na juventude: a contribuição da gordura hepática e pancreática para os distúrbios metabólicos. *Obesidade*, *22*(5), 1280-1286.

45 .Manco, M., Morandi, A., Marigliano, M., Rigotti, F., Manfredi, R., & Maffeis, C. (2013). Gordura epicárdica, adiposidade abdominal e resistência à insulina em crianças obesas pré-púberes e puberais precoces. *Atherosclerosis*, *226*(2), 490-495.

46 Sweeting, H. N. (2007). Medição e definições de obesidade na infância e na adolescência: um guia de campo para os não iniciados. *Revista de Nutrição*, *6*(1), 32.

47 Lam, B. C. C., Koh, G. C. H., Chen, C., Wong, M. T. K., & Fallows, S. J. (2015). Comparação do índice de massa corporal (IMC), índice de adiposidade corporal (BAI), circunferência da cintura (CC), relação cintura-quadril (RCQ) e relação cintura-altura (RCE) como preditores de fatores de risco de doenças cardiovasculares em uma população adulta em Cingapura. *PLoS One, 10*(4), e0122985.

48 Cerhan, J. R., Moore, S. C., Jacobs, E. J., Kitahara, C. M., Rosenberg, P. S., Adami, H. O., ... & Horn-Ross, P. L. (2014, março). Uma análise agrupada da circunferência da cintura e mortalidade em 650,000 adultos. Nos *procedimentos da Clínica Mayo* (Vol. 89, No. 3, pp. 335-345). Elsevier.

49 Crawford, M., Chataut, C., Avery, E. F., Janssen, I., Powell, L. H., Kravitz, H. M., & Kazlauskaite, R. (2014). A relação cintura-altura tem um desempenho tão bom quanto a circunferência da cintura como o principal indicador de adiposidade do risco cardiometabólico em cinco grupos étnicos de mulheres na meia-idade. Em *Clinical Studies in Obesity* (*Estudos Clínicos sobre Obesidade*) (pp. SAT-0906). Endocrine Society.

50 Elkiran, O., Yilmaz, E., Koc, M., Kamanli, A., Ustundag, B., & Ilhan, N. (2013). A associação entre a espessura da íntima média, obesidade central e pressão arterial diastólica em crianças obesas e com baixo peso: A cross-sectional school-based study. *Revista Internacional de Cardiologia, 165*(3), 528-532.

51 .Melo, X., Santa-Clara, H., Pimenta, N. M., Carrolo, M., Martins, S. S., Minderico, C. S., ... & Sardinha, L. B. (2014). Fenótipos de composição corporal e espessura íntima-média da carótida em crianças de 11-13 anos. *European journal of pediatrics, 173*(3), 345-352.

52 Neovius, M., Linne, Y., & Rossner, S. (2005). IMC, circunferência da cintura e relação cintura-quadril como testes de diagnóstico de adiposidade em adolescentes. *International journal of obesity, 29*(2), 163.

53 Khoury, M., Manlhiot, C., & McCrindle, B. W. (2013). Papel da relação cintura/altura na avaliação do risco cardiometabólico de crianças classificadas pelo

índice de massa corporal. *Journal of the American College of Cardiology, 62*(8), 742-751.

54 Khoury, M., Manlhiot, C., Dobbin, S., Gibson, D., Chahal, N., Wong, H., ... & McCrindle, B. W. (2012). Papel das medidas da cintura na caraterização da avaliação lipídica e da pressão arterial de adolescentes classificados pelo índice de massa corporal. *Archives of pediatrics & adolescent medicine, 166*(8), 719-724.

55 Ness-Abramof, R., & Apovian, C. M. (2008). Medição do perímetro da cintura na prática clínica. *Nutrition in Clinical Practice, 23*(4), 397-404.

56 Sarria, A., Garcia-Llop, L. A., Moreno, L. A., Fleta, J., Morellon, M. P., & Bueno, M. (1998). As medições da espessura das pregas cutâneas são melhores preditores da percentagem de gordura corporal do que o índice de massa corporal em crianças e adolescentes espanhóis do sexo masculino. *Jornal Europeu de Nutrição Clínica, 52*(8), 573-576.

57 Sardinha, L. B., Going, S. B., Teixeira, P. J., & Lohman, T. G. (1999). Receiver operating characteristic analysis of body mass index, triceps skinfold thickness, and arm girth for obesity screening in children and adolescents. *The American journal of clinical nutrition, 70*(6), 1090-1095.

58 Freedman, D. S., Wang, J., Ogden, C. L., Thornton, J. C., Mei, Z., Pierson, R. N., ... & Horlick, M. (2007). The prediction of body fatness by BMI and skinfold thicknesses among children and adolescents. *Annals of human biology, 34*(2), 183-194.

59 Steinberger, J., Jacobs, D. R., Raatz, S., Moran, A., Hong, C. P., & Sinaiko, A. R. (2006). Comparação das medidas de gordura corporal por IMC e dobras cutâneas vs absorciometria de raios X de dupla energia e sua relação com factores de risco cardiovascular em adolescentes. *International Journal of Obesity, 30*(7), 1170.

60 Freedman, D. S., Ogden, C. L., Blanck, H. M., Borrud, L. G., & Dietz, W. H. (2013). As habilidades do índice de massa corporal e das dobras cutâneas para identificar crianças com níveis baixos ou elevados de gordura corporal determinada por absorciometria de raios-X de dupla energia. *The Journal of pediatrics, 163*(1), 160-

166.

61 Huang, T. T. K., Nansel, T. R., Belsheim, A. R., & Morrison, J. A. (2008). Sensibilidade, especificidade e valores preditivos dos componentes da síndrome metabólica pediátrica em relação à síndrome metabólica do adulto: o estudo de acompanhamento do Princeton LRC. *The Journal of pediatrics*, *152*(2), 185-190.

62 Lauer, R. M., Connor, W. E., Leaverton, P. E., Reiter, M. A., & Clarke, W. R. (1975). Coronary heart disease risk factors in school children: the Muscatine study. *The Journal of pediatrics*, *86*(5), 697-706.

63 Roche, A. F. (1992). *Growth, maturation, and body composition: the Fels Longitudinal Study 1929-1991* (Vol. 9). Cambridge University Press.

64 Ogden, C. L., Carroll, M. D., Kit, B. K., & Flegal, K. M. (2012). Prevalência de obesidade e tendências no índice de massa corporal entre crianças e adolescentes dos EUA, 19992010. *Jama*, *307*(5), 483-490.

65 Maligie, M., Crume, T., Scherzinger, A., Stamm, E., & Dabelea, D. (2012). Adiposidade, padrão de gordura e síndrome metabólica entre diversos jovens: o estudo EPOCH. *The Journal of pediatrics*, *161*(5), 875-880.

66 .T DWYER, J. O. H. A. N. N. A., Stone, E. J., Yang, M., Webber, L. S., Must, A., Feldman, H. A., ... & Catch Cooperative Research Group. (2000). Prevalence of marked overweight and obesity in a multiethnic pediatric population: findings from the Child and Adolescent Trial for Cardiovascular Health (CATCH) study. *Journal of the American Dietetic Association*, *100*(10), 1149-1154.

67 Wulan, S. N., Westerterp, K. R., & Plasqui, G. (2010). Diferenças étnicas na composição corporal e no perfil metabólico associado: um estudo comparativo entre asiáticos e caucasianos. *Maturitas*, *65* (4), 315-319.

68 Chandalia, M., Lin, P., Seenivasan, T., Livingston, E. H., Snell, P. G., Grundy, S. M., & Abate, N. (2007). Resistência à insulina e distribuição de gordura corporal em homens do sul da Ásia em comparação com homens caucasianos. *PloS one*, *2* (8), e812.

69 Balakrishnan, P., Grundy, S. M., Islam, A., Dunn, F., & Vega, G. L. (2012).

Influência do tecido adiposo da parte superior e inferior do corpo na sensibilidade à insulina em homens do sul da Ásia. *Journal of Investigative Medicine, 60*(7), 999-1004.

70 Rosenbaum, M., Fennoy, I., Accacha, S., Altshuler, L., Carey, D. E., Holleran, S., ... & Bhangoo, A. (2013). Diferenças raciais / étnicas nos fatores de risco clínicos e bioquímicos do diabetes mellitus tipo 2 em crianças. *Obesidade, 21*(10), 2081-2090.

71 Alberti, K. G. M. M., Zimmet, P., & Shaw, J. (2006). Metabolic syndrome-a new world- wide definition. A consensus statement from the international diabetes federation. *Diabetic medicine, 23*(5), 469-480.

72 Painel de Peritos em Deteção, E. (2001). Resumo executivo do Terceiro Relatório do painel de peritos do Programa Nacional de Educação sobre o Colesterol (NCEP) sobre deteção, avaliação e tratamento do colesterol elevado no sangue em adultos (Painel de Tratamento de Adultos III). *Jama, 285*(19), 2486.

73 Ford, E. S., & Li, C. (2008). Definindo a síndrome metabólica em crianças e adolescentes: a verdadeira definição pode levantar-se? *The Journal of pediatrics, 152*(2), 160-164.

74 Cook, S., Auinger, P., Li, C., & Ford, E. S. (2008). Metabolic syndrome rates in united states adolescents, from the national health and nutrition examination survey, 1999-2002. *The Journal of pediatrics, 152*(2), 165-170.

75 Ventura, A. K., Loken, E., & Birch, L. L. (2006). Risk profiles for metabolic syndrome in a nonclinical sample of adolescent girls. *Pediatrics, 118*(6), 24342442.

76 . Morrison, J. A., Friedman, L. A., Wang, P., & Glueck, C. J. (2008). Metabolic syndrome in childhood predicts adult metabolic syndrome and type 2 diabetes mellitus 25 to 30 years later. *The Journal of pediatrics, 152*(2), 201-206.

77 Morrison, J. A., Friedman, L. A., & Gray-McGuire, C. (2007). Metabolic syndrome in childhood predicts adult cardiovascular disease 25 years later: the Princeton Lipid Research Clinics Follow-up Study. *Pediatrics, 120*(2), 340-345.

78 Al-Shorman, A., Al-Domi, H., & Faqih, A. (2017). Marcadores de aterosclerose

subclínica em crianças em idade escolar com obesidade e síndrome metabólica. *Semanário médico suíço, 147*, w14446.

79 Schubert, C. M., Sun, S. S., Burns, T. L., Morrison, J. A., & Huang, T. T. K. (2009). Predictive ability of childhood metabolic components for adult metabolic syndrome and type 2 diabetes. *The Journal of pediatrics, 155*(3), S6-e1.

80 .FOR, E. P. O. I. G., & CHILDREN, R. R. I. (2011). Painel de peritos em orientações integradas para a saúde cardiovascular e redução de riscos em crianças e adolescentes: relatório de síntese. *Pediatrics, 128* (Suppl 5), S213.

81 Raj, M. (2012). Obesidade e risco cardiovascular em crianças e adolescentes. *Revista indiana de endocrinologia e metabolismo, 16*(1), 13.

82 Wormser, D. Kaptoge, S. e Di, AE. (2011). Colaboração de Factores de Risco Emergentes. Associações separadas e combinadas do índice de massa corporal e da adiposidade abdominal com doenças cardiovasculares: análise colaborativa de 58 estudos prospectivos. *The Lancet, 377*(9771), 1085-1095.

83 Lawlor, D. A., Benfield, L., Logue, J., Tilling, K., Howe, L. D., Fraser, A., ... & Sattar, N. (2010). Associação entre a adiposidade geral e central na infância, e a sua alteração, com factores de risco cardiovascular na adolescência: estudo de coorte prospetivo. *Bmj, 341*, c6224.

84 Friedemann, C., Heneghan, C., Mahtani, K., Thompson, M., Perera, R., & Ward, A. M. (2012). Risco de doença cardiovascular em crianças saudáveis e sua associação com o índice de massa corporal: revisão sistemática e meta-análise. *Bmj, 345*, e4759.

85 Montero, D. Walther, G. Perez-Martin, A. Roche, E. e Vinet, A. (2012), Endothelial dysfunction, inflammation, and oxidative stress in obese children and adolescents: markers and effect of lifestyle intervention. **Obesity Reviews,** 13(5), 441-455.

86 Olza, J. Aguilera, C. M. Gil-Campos, M. Leis, R. Bueno, G. Valle, M. e Gil, A. (2014), Relação cintura-estatura, inflamação e risco de DCV em crianças obesas. **Nutrição em Saúde Pública,** 17(10), 2378-2385.

87. McCrindle, B. W. (2015). Consequências cardiovasculares da obesidade infantil.

Jornal Canadiano de Cardiologia, 31 (2), 124-130.

88.Dong, M., Zheng, Q., Ford, S. P., Nathanielsz, P. W., & Ren, J. (2013). Obesidade materna, lipotoxicidade e doenças cardiovasculares na prole. *Jornal de Cardiologia Molecular e Celular, 55,* 111-116.

89.Segovia, S. A., Vickers, M. H., Gray, C., & Reynolds, C. M. (2014). Obesidade materna, inflamação e programação do desenvolvimento. *BioMed research international, 2014.*

90 Lefebvre, C. M., & John, R. M. (2014). O efeito do aleitamento materno no sobrepeso e obesidade infantil: uma revisão sistemática da literatura. *Jornal da Associação Americana de Profissionais de Enfermagem, 26*(7), 386-401.

91 Harmancey, R., Wilson, C. R., & Taegtmeyer, H. (2008). Adaptação e desadaptação do coração na obesidade. *Hypertension, 52*(2), 181-187.

92 Kaltman, A. J., & Goldring, R. M. (1976). Role of circulatory congestion in the cardiorespiratory failure of obesity. *The American journal of medicine, 60*(5), 645-653.

93 Messerli, F. H., Nunez, B. D., Ventura, H. O., & Snyder, D. W. (1987). Overweight and sudden death: increased ventricular ectopy in cardiopathy of obesity (Excesso de peso e morte súbita: aumento da ectopia ventricular na cardiopatia da obesidade). *Archives of internal medicine, 147*(10), 1725-1728.

94 Messerli, F. H. (1986). Cardiopatia da obesidade - uma doença não tão vitoriana.

95 Ku, C. S., Lin, S. L., Wang, D. J., Chang, S. K., & Lee, W. J. (1994). Preenchimento do ventrículo esquerdo em jovens adultos obesos normotensos. *The American journal of cardiology, 73* (8), 613-615.

96 Dhuper, S., Abdullah, R. A., Weichbrod, L., Mahdi, E., & Cohen, H. W. (2011). Associação da obesidade e hipertensão com a geometria e função do ventrículo esquerdo em crianças e adolescentes. *Obesity, 19*(1), 128-133.

97 .de Jonge, L. L., van Osch-Gevers, L., Willemsen, S. P., Steegers, E. A., Hofman, A., Helbing, W. A., & Jaddoe, V. W. (2011). Crescimento, Obesidade e Estruturas

Cardíacas na Primeira Infância. *Hypertension, 57*(5), 934-940.

98 Cote, A. T., Harris, K. C., Panagiotopoulos, C., Sandor, G. G., & Devlin, A. M. (2013). Obesidade infantil e disfunção cardiovascular. *Journal of the American College of Cardiology, 62*(15), 1309-1319.

99 Shimabukuro, M., Hirata, Y., Tabata, M., Dagvasumberel, M., Sato, H., Kurobe, H., ... & Sata, M. (2013). O volume do tecido adiposo epicárdico e o desequilíbrio das adipocitocinas estão fortemente ligados à significância da aterosclerose coronária humana. *Arteriosclerose, trombose e biologia vascular, 33*(5), 1077 -1084.

100.Vela, D., Buja, L. M., Madjid, M., Burke, A., Naghavi, M., Willerson, J. T., ... & Litovsky, S. (2007). O papel da gordura periadventicial na aterosclerose: um subconjunto adiposo com potenciais implicações diagnósticas e terapêuticas. *Archives of pathology & laboratory medicine, 131*(3), 481-487.

101.Iacobellis, G., & Sharma, A. M. (2007). Epicardial adipose tissue as new cardio-metabolic risk marker and potential therapeutic target in the metabolic syndrome. *Current pharmaceutical design, 13*(21), 2180-2184.

102.Baker, A. R., Da Silva, N. F., Quinn, D. W., Harte, A. L., Pagano, D., Bonser, R. S., ... & McTernan, P. G. (2006). O tecido adiposo epicárdico humano expressa um perfil patogénico de adipocitocinas em pacientes com doença cardiovascular. *Cardiovascular diabetology, 5*(1), 1.

103.Balsaver, A. M., Morales, A. R., & Whitehouse, F. W. (1967). Fat infiltration of myocardium as a cause of cardiac conduction defect*. *The American journal of cardiology, 19*(2), 261-265.

104.Spain, D. M., & Cathcart, R. T. (1946). Heart block caused by fat infiltration of the interventricular septum (cor adiposum). *American heart journal, 32*(5), 659664.

105 Dervan, J. P., Ilercil, A., Kane, P. B., & Anagnostopoulos, C. (1991). Fatty infiltration: another restrictive cardiomyopathic pattern. *Catheterization and Cardiovascular Interventions, 22*(3), 184-189.

106 Gray, S. L., & Vidal-Puig, A. J. (2007). A capacidade de expansão do tecido

adiposo na manutenção da homeostase metabólica. *Nutrition reviews, 65*(suppl_1), S7-S12.

107 Mathieu, P., Poirier, P., Pibarot, P., Lemieux, I., & Després, J. P. (2009). Visceral obesity. *Hypertension, 53*(4), 577-584.

108 Tchernof, A., & Després, J. P. (2013). Fisiopatologia da obesidade visceral humana: uma atualização. *Physiological reviews, 93*(1), 359-404.

109 Bjorntorp, P. (1990). O tecido adiposo "portal" como gerador de factores de risco para doenças cardiovasculares e diabetes. *Arteriosclerosis, Thrombosis, and Vascular Biology, 10*(4), 493-496.

110 Mauriege, P., DESPRÉS, J. P., Moorjani, S., Prud'Homme, D., Lamarche, B., Bouchard, C., ... & Lupien, P. J. (1993). Lipólise do tecido adiposo abdominal e femoral e factores de risco de doenças cardiovasculares nos homens. *European journal of clinical investigation, 23*(11), 729-740.

111 Nicholls, S., & Lundman, P. (2004, maio). The emerging role of lipoproteins in atherogenesis: beyond LDL cholesterol. In *Seminars in vascular medicine* (Vol. 4, No. 02, pp. 187-195). Copyright© 2004 by Thieme Medical Publishers, Inc., 333 Seventh Avenue, New York, NY 10001 USA.

112 Jensen, M. D. (2006). A gordura visceral está envolvida na patogénese da síndrome metabólica? Modelo humano. *Obesidade, 14* (S2).

113 Mathieu, P., Pibarot, P., Larose, É., Poirier, P., Marette, A., & Després, J. P. (2008). A obesidade visceral e o coração. *The international journal of biochemistry & cell biology, 40*(5), 821-836.

114 Von Eckardstein, A., Nofer, J. R., & Assmann, G. (2001). High density lipoproteins and arteriosclerosis. *Arteriosclerosis, thrombosis, and vascular biology, 21* (1), 13-27.

115 Navab, M., Reddy, S. T., Van Lenten, B. J., & Fogelman, A. M. (2011). HDL e doença cardiovascular: mecanismos aterogénicos e ateroprotectores. *Nature Reviews Cardiology, 8*(4), 222-232.

116 Navab, M., Anantharamaiah, G. M., & Fogelman, A. M. (2005). O papel da lipoproteína de alta densidade na inflamação. *Tendências em medicina cardiovascular*, *15* (4), 158-161.

117 Ansell, B. J., Watson, K. E., Fogelman, A. M., Navab, M., & Fonarow, G. C. (2005). Função da lipoproteína de alta densidade. *Journal of the American College of Cardiology*, *46*(10), 1792-1798.

118 Després, J. P., Lemieux, I., Dagenais, G. R., Cantin, B., & Lamarche, B. (2000). HDL-cholesterol as a marker of coronary heart disease risk: the Quebec cardiovascular study. *Atherosclerosis*, *153*(2), 263-272.

119 Ansell, B. J., Navab, M., Hama, S., Kamranpour, N., Fonarow, G., Hough, G., ... & Fogelman, A. M. (2003). As propriedades inflamatórias/antiinflamatórias da lipoproteína de alta densidade distinguem os doentes dos indivíduos de controlo melhor do que os níveis de colesterol da lipoproteína de alta densidade e são favoravelmente afectadas pelo tratamento com sinvastatina. *Circulation*, *108*(22), 2751-2756.

120 Morrison, J. A., Sprecher, D. L., Barton, B. A., Waclawiw, M. A., & Daniels, S. R. (1999). Overweight, fat patterning, and cardiovascular disease risk factors in black and white girls (Excesso de peso, padrão de gordura e factores de risco de doenças cardiovasculares em raparigas brancas e negras): The National Heart, Lung, and Blood Institute Growth and Health Study. *The Journal of pediatrics*, *135*(4), 458-464.

121 Van de Voorde, J., Pauwels, B., Boydens, C., & Decaluwé, K. (2013). Adipocitocinas em relação à doença cardiovascular. *Metabolismo*, *62* (11), 15131521.

122 Northcott, J. M., Yeganeh, A., Taylor, C. G., Zahradka, P., & Wigle, J. T. (2012). Adipocinas e o sistema cardiovascular: mecanismos mediadores da saúde e da doença. *Revista canadiana de fisiologia e farmacologia*, *90*(8), 10291059.

123 Zhang, Y., Proenca, R., Maffei, M., Barone, M., Leopold, L., & Friedman, J. M. (1994). Positional cloning of the mouse obese gene and its human homologue. *Nature*, *372*(6505), 425-432.

124 Dyck, D. J., Heigenhauser, G. J. F., & Bruce, C. R. (2006). The role of adipokines

as regulators of skeletal muscle fatty acid metabolism and insulin sensitivity. *Ata physiologica, 186*(1), 5-16.

125 Unger, R. H. (2002). Doenças lipotóxicas. *Revisão anual de medicina, 53* (1), 319336.

126 Couillard, C., Lamarche, B., Mauriège, P., Cantin, B., Dagenais, G. R., Moorjani, S., ... & Després, J. P. (1998). A leptinemia não é um fator de risco para a doença cardíaca isquémica nos homens: resultados prospectivos do Quebec Cardiovascular Study. *Diabetes care, 21*(5), 782-786.

127 Wallace, A. M., McMahon, A. D., Packard, C. J., Kelly, A., Shepherd, J., Gaw, A., & Sattar, N. (2001). Plasma leptin and the risk of cardiovascular disease in the west of Scotland coronary prevention study (WOSCOPS). *Circulation, 104*(25), 3052-3056.

128 Villarreal-Molina, M. T., & Antuna-Puente, B. (2012). Adiponectina: efeitos antiinflamatórios e cardioprotetores. *Biochimie, 94*(10), 2143-2149.

129 Ouchi, N., Ohishi, M., Kihara, S., Funahashi, T., Nakamura, T., Nagaretani, H., ... & Kishida, K. (2003). Association of hypoadiponectinemia with impaired vasoreactivity. *Hypertension, 42*(3), 231-234.

130 Villarreal-Molina, M. T., & Antuna-Puente, B. (2012). Adiponectina: efeitos antiinflamatórios e cardioprotetores. *Biochimie, 94*(10), 2143-2149.

131 Frystyk, J., Berne, C., Berglund, L., Jensevik, K., Flyvbjerg, A., & Zethelius, B. (2007). A adiponectina sérica é um preditor de doença cardíaca coronária: um estudo de acompanhamento de 10 anos com base na população em homens idosos. *The Journal of Clinical Endocrinology & Metabolism, 92*(2), 571-576.

132 Nilsson, P. M., Engstrom, G., Hedblad, B., Frystyk, J., Persson, M. M., Berglund, G., & Flyvbjerg, A. (2006). Níveis plasmáticos de adiponectina em relação à espessura da íntima média da carótida e marcadores de resistência à insulina. *Arteriosclerosis, thrombosis, and vascular biology, 26*(12), 2758-2762.

133 Goldstein, B. J., Scalia, R. G., & Ma, X. L. (2009). Efeitos vasculares e miocárdicos protectores da adiponectina. *Nature clinical practice. Cardiovascular*

medicine, 6 (1), 27.

134 Yin, W. H., Wei, J., Huang, W. P., Chen, J. W., Young, M. S., & Lin, S. J. (2012). Valor prognóstico dos níveis de adipocinas circulantes e expressões de adipocinas no miocárdio de pacientes com insuficiência cardíaca crónica. *Circulation Journal, 76*(9), 2139-2147.

135 Shinmura, K. (2010). A adiponectina é um espetador ou um mediador na insuficiência cardíaca? O fio emaranhado de uma adipocina de boa índole no envelhecimento e nas doenças cardiovasculares. *Heart failure reviews, 15*(5), 457-466.

136 Tan, B. K., Adya, R., & Randeva, H. S. (2010). Omentin: uma nova ligação entre inflamação, diabesidade e doenças cardiovasculares. *Tendências em medicina cardiovascular, 20*(5), 143-148.

137 Kroop, I. G., & Shackman, N. H. (1954). Level of C-Reactive Protein as a Measure of Acute Myocardial Infarction.*. *Actas da Sociedade de Biologia Experimental e Medicina, 86*(1), 95-97.

138 Anzai, T., Yoshikawa, T., Shiraki, H., Asakura, Y., Akaishi, M., Mitamura, H., & Ogawa, S. (1997). A proteína C-reactiva como preditor da expansão do enfarte e da rutura cardíaca após um primeiro enfarte agudo do miocárdio com onda Q. *Circulation, 96*(3), 778-784.

139 Vasan, R. S., Sullivan, L. M., Roubenoff, R., Dinarello, C. A., Harris, T., Benjamin, E. J., ... & D'agostino, R. B. (2003). Inflammatory markers and risk of heart failure in elderly subjects without prior myocardial infarction. *Circulation, 107*(11), 1486-1491.

140 Willerson, J. T., & Ridker, P. M. (2004). Inflammation as a cardiovascular risk fator. *Circulation, 109* (21 suppl 1), II-2.

141 Saito, M., Ishimitsu, T., Minami, J., Ono, H., Ohrui, M., & Matsuoka, H. (2003). Relações entre a proteína C-reactiva de alta sensibilidade plasmática e os factores de risco cardiovascular tradicionais. *Atherosclerosis, 167*(1), 73-79.

142 Ridker, P. M. (2003). Aplicação clínica da proteína C-reactiva na deteção e

prevenção de doenças cardiovasculares. *Circulation, 107*(3), 363-369.

143 Pradhan, A. D., Manson, J. E., Rifai, N., Buring, J. E., & Ridker, P. M. (2001). C-reactive protein, interleukin 6, and risk of developing type 2 diabetes mellitus. *Jama, 286*(3), 327-334.

144 Weisberg, S. P., McCann, D., Desai, M., Rosenbaum, M., Leibel, R. L., & Ferrante Jr, A. W. (2003). Obesity is associated with macrophage accumulation in adipose tissue. *Journal of clinical investigation, 112*(12), 1796.

145 Xu, H., Uysal, K. T., Becherer, J. D., Arner, P., & Hotamisligil, G. S. (2002). Processamento alterado do fator de necrose tumoral-α (TNF-α) em adipócitos e aumento da expressão de TNF-α transmembrana na obesidade. *Diabetes, 51*(6), 1876-1883.

146 Wiesbrock, S. M., & Marino, M. W. (1997). hotamisligil GS. proteção contra a resistência à insulina induzida pela obesidade em ratos sem a função TNF-alfa. *Nature, 389*, 610-4.

147 Xu, H., Sethi, J. K., & Hotamisligil, G. S. (1999). O fator de necrose tumoral transmembranar (TNF)-α inibe a diferenciação dos adipócitos através da ativação selectiva do recetor 1 do TNF. *Journal of Biological Chemistry, 274*(37), 26287-26295.

148 Hotamisligil, G. S. (2003). Inflammatory pathways and insulin action. *International Journal of Obesity, 27*(S3), S53.

149 Bhagat, K., & Vallance, P. (1997). Inflammatory cytokines impairment endotheliumdependent dilatation in human veins in vivo. *Circulation, 96*(9), 3042-3047.

150 Yudkin, J. S., Kumari, M., Humphries, S. E., & Mohamed-Ali, V. (2000). Inflammation, obesity, stress and coronary heart disease: is interleukin-6 the link? *Atherosclerosis, 148*(2), 209-214.

151 Ford, E. S., Galuska, D. A., Gillespie, C., Will, J. C., Giles, W. H., & Dietz, W. H. (2001). C-reactive protein and body mass index in children: findings from the Third National Health and Nutrition Examination Survey, 1988-1994. *The Journal of*

pediatrics, *138*(4), 486-492.

152 Giordano, P., Del Vecchio, G. C., Cecinati, V., Delvecchio, M., Altomare, M., De Palma, F., ... & Faienza, M. F. (2011). Marcadores metabólicos, inflamatórios, endoteliais e hemostáticos num grupo de crianças e adolescentes italianos obesos. *European journal of pediatrics*, *170*(7), 845-850.

153 Iannuzzi, A., Licenziati, M. R., Acampora, C., Salvatore, V., De Marco, D., Mayer, M. C., ... & Russo, V. (2004). Alterações pré-clínicas nas propriedades mecânicas da aorta abdominal em crianças obesas. *Metabolismo*, *53*(9), 1243-1246.

154 Alpert, M. A. (2001). Cardiomiopatia por obesidade: fisiopatologia e evolução da síndrome clínica. *Revista americana de ciências médicas*, *321* (4), 225-236.

155 Pascual, M., Pascual, D. A., Soria, F., Vicente, T., Hernandez, A. M., Tebar, F. J., & Valdes, M. (2003). Efeitos da obesidade isolada na função sistólica e diastólica do ventrículo esquerdo. *Heart*, *89*(10), 1152-1156.

156 Levy, D., Garrison, R. J., Savage, D. D., Kannel, W. B., & Castelli, W. P. (1990). Prognostic implications of echocardiographically determined left ventricular mass in the Framingham Heart Study. *New England Journal of Medicine*, *322*(22), 1561-1566.

157 Urbina, E. M., Gidding, S. S., Bao, W., Pickoff, A. S., Berdusis, K., & Berenson, G. S. (1995). Effect of body size, ponderosity, and blood pressure on left ventricular growth in children and young adults in the Bogalusa Heart Study. *Circulation*, *91*(9), 2400-2406.

158 Li, X., Li, S., Ulusoy, E., Chen, W., Srinivasan, S. R., & Berenson, G. S. (2004). Childhood adiposity as a predictor of cardiac mass in adulthood. *Circulation*, *110*(22), 3488-3492.

159 Chinali, M., de Simone, G., Roman, M. J., Lee, E. T., Best, L. G., Howard, B. V., & Devereux, R. B. (2006). Impacto da obesidade na geometria e função cardíaca numa população de adolescentes. *Journal of the American College of Cardiology*, *47*(11), 2267-2273.

160 Crowley, D. I., Khoury, P. R., Urbina, E. M., Ippisch, H. M., & Kimball, T. R.

(2011). Cardiovascular impact of the pediatric obesity epidemic: higher left ventricular mass is related to higher body mass index. *The Journal of pediatrics*, *158*(5), 709-714.

161 Sutherland, G. R., Di Salvo, G., Claus, P., D'hooge, J., & Bijnens, B. (2004). Strain and strain rate imaging: a new clinical approach to quantifying regional myocardial function. *Journal of the American Society of Echocardiography*, *17*(7), 788-802.

162 Di Salvo, G., Pacileo, G., Del Giudice, E. M., Natale, F., Limongelli, G., Verrengia, M., ... & Calabrò, P. (2006). Propriedades anormais de deformação do miocárdio em crianças obesas e não hipertensas: um estudo de monitorização ambulatória da pressão arterial, ecocardiografia padrão e imagem de taxa de deformação. *European heart journal*, *27*(22), 2689-2695.

163 Koopman, L. P., McCrindle, B. W., Slorach, C., Chahal, N., Hui, W., Sarkola, T., ... & Mertens, L. (2012). Interação entre alterações miocárdicas e vasculares em crianças obesas: um estudo piloto. *Journal of the American Society of Echocardiography*, *25*(4), 401-410.

164 Di Salvo, G., Pacileo, G., Del Giudice, E. M., Natale, F., Limongelli, G., Verrengia, M., ... & Coppola, F. (2008). Propriedades de deformação do miocárdio auricular em crianças obesas não hipertensas. *Journal of the American Society of Echocardiography*, *21* (2), 151-156.

165 Hong, Y. M. (2010). Doença cardiovascular aterosclerótica com início na infância. *Jornal de Circulação Coreano*, *40*(1), 1-9.

166 Liang, Y., Hou, D., Shan, X., Zhao, X., Hu, Y., Jiang, B., ... & Shan, X. (2014). A remodelação cardiovascular está relacionada à pressão arterial elevada na infância: Estudo de Coorte de Pressão Arterial de Pequim. *Revista Internacional de Cardiologia*, *177*(3), 836839.

167 Magnussen, C. G., Venn, A., Thomson, R., Juonala, M., Srinivasan, S. R., Viikari, J. S., ... & Raitakari, O. T. (2009). The association of pediatric low-and high-density lipoprotein cholesterol dyslipidemia classifications and change in dyslipidemia status with carotid intima-media thickness in adulthood: evidence from the Cardiovascular

Risk in Young Finns Study, the Bogalusa Heart Study, and the CDAH (Childhood Determinants of Adult Health) Study. *Journal of the American College of Cardiology*, *53*(10), 860-869.

1 68.Brogan, K., Danford, C., Yeh, Y., & Jen, K. L. C. (2014). Cardiovascular disease risk factors are elevated in urban minority children enrolled in head start. *Childhood Obesity*, *10*(3), 207-213.

169 Van Buren, D. J., & Tibbs, T. L. (2014). Intervenções no estilo de vida para reduzir o risco de diabetes e doenças cardiovasculares em crianças. *Relatórios atuais de diabetes*, *14*(12), 557.

170 Pires, A., Martins, P., Pereira, A. M., Silva, P. V., Marinho, J., Marques, M., ... & Seiça, R. (2015). Resistência à insulina, dislipidemia e alterações cardiovasculares em um grupo de crianças obesas. *Arquivos brasileiros de cardiologia*, *104*(4), 266273.

171 Aggoun, Y. (2007). Obesidade, síndrome metabólica e doença cardiovascular. *Pediatric research*, *61* (6), 653-659.

172 Nùnez, F., Martinez-Costa, C., Sânchez-Zahonero, J., Morata, J., Chorro, F. J., & Brines, J. (2010). A rigidez da artéria carótida como marcador precoce de lesões vasculares em crianças e adolescentes com factores de risco cardiovascular. *Revista Espanola de Cardiologia (Edição em Inglês)*, *63*(11), 1253-1260.

173 McMahan, C. A., Gidding, S. S., Malcom, G. T., Tracy, R. E., Strong, J. P., & McGill, H. C. (2006). Pathobiological determinants of atherosclerosis in youth risk scores are associated with early and advanced atherosclerosis. *Pediatrics*, *118*(4), 1447-1455.

174 Enos, W. F., Holmes, R. H., & Beyer, J. (1953). Coronary disease among United States soldiers killed in action in Korea: preliminary report. *Journal of the American Medical Association*, *152*(12), 1090-1093.

175 McNamara, J. J., Molot, M. A., Stremple, J. F., & Cutting, R. T. (1971). Coronary artery disease in combat casualties in Vietnam. *Jama*, *216* (7), 11851187.

176 Stary, H. C. (1989). Evolução e progressão de lesões ateroscleróticas em artérias

coronárias de crianças e adultos jovens. *Arteriosclerosis (Dallas, Tex.)*, 9 (1 Suppl), I19-32.

177 Tanaka, K., Masuda, J., Imamura, T., Sueishi, K., Nakashima, T., Sakurai, I., ... & Yutani, C. (1988). A nation-wide study of atherosclerosis in infants, children and young adults in Japan. *Atherosclerosis*, *72*(2-3), 143-156.

178 Kortelainen, M. L., & Sarkioja, T. (2001). Visceral fat and coronary pathology in male adolescents (Gordura visceral e patologia coronária em adolescentes do sexo masculino). *International journal of obesity*, *25*(2), 228.

179 McGill, H. C., McMahan, C. A., & Pathobiological Determinants of Atherosclerosis in Youth (PDAY) Research Group. (1998). Determinantes da aterosclerose nos jovens. *The American journal of cardiology*, *82*(10), 30-36.

180 McGill, H. C., McMahan, C. A., Herderick, E. E., Zieske, A. W., Malcom, G. T., Tracy, R. E., & Strong, J. P. (2002). Obesity accelerates the progression of coronary atherosclerosis in young men. *Circulation*, *105*(23), 2712-2718.

181 Gaeta, G., De Michele, M., Cuomo, S., Guarini, P., Foglia, M. C., Bond, M. G., & Trevisan, M. (2000). Arterial abnormalities in the offspring of patients with premature myocardial infarction. *New England Journal of Medicine*, *343*(12), 840-846.

182 Bauer, M., Caviezel, S., Teynor, A., Erbel, R., Mahabadi, A. A., & Schmidt-Trucksass, A. (2012). Espessura da íntima-média da carótida como biomarcador de aterosclerose subclínica. *Swiss Med Wkly*, *142*(10), 13705.

183 Slyper, A. H., Rosenberg, H., Kabra, A., Weiss, M. J., Blech, B., Gensler, S., & Matsumura, M. (2014). Aterogénese precoce e gordura visceral em adolescentes obesos. *International Journal of Obesity*, *38*(7), 954.

184 Pacifico, L., Bonci, E., Andreoli, G., Romaggioli, S., Di Miscio, R., Lombardo, C. V., & Chiesa, C. (2014). Associação da relação triglicerídeos séricos para colesterol HDL com espessura íntima-média da artéria carótida, resistência à insulina e doença hepática gordurosa não alcoólica em crianças e adolescentes. *Nutrição, Metabolismo e Doenças Cardiovasculares*, *24*(7), 737-743.

185 Kusters, D. M., Wiegman, A., Kastelein, J. J., & Hutten, B. A. (2014). Espessura da íntima-média da carótida em crianças com hipercolesterolemia familiarNovelty and Significance. *Circulation research, 114*(2), 307-310.

186 Eikendal, A. L., den Ruijter, H. M., Uiterwaal, C. S., Pasterkamp, G., Hoefer, I. E., de Kleijn, D. P., ... & Evelein, A. M. (2014). A proteína CD14 da vesícula extracelular está relacionada à espessura da íntima-média da carótida comum em crianças de oito anos de idade. *Atherosclerosis, 236*(2), 270-276.

187 Cruz-Lemini, M., Crispi, F., Valenzuela-Alcaraz, B., Figueras, F., Gómez, O., Sitges, M., ... & Gratacós, E. (2014). Um escore cardiovascular fetal para prever hipertensão infantil e remodelação arterial na restrição de crescimento intrauterino. *American journal of obstetrics and gynecology, 210*(6), 552-e1.

188 Shimizu, T., Fujii, T., Iwasaki, J., Nakano, Y., Sakurai, M., Miura, F., ... & Itabashi, K. (2014). Espessura da íntima-média da aorta abdominal em crianças pré-escolares nascidas prematuras. *Pediatric cardiology, 35*(1), 121-125.

189 Koklu, E., Kurtoglu, S., Akcakus, M., Yikilmaz, A., Coskun, A., & Gunes, T. (2007). Intima-media thickness of the abdominal aorta of neonate with different gestational ages. *Journal of Clinical Ultrasound, 35*(9), 491-497.

190 Skilton, M. R., Evans, N., Griffiths, K. A., Harmer, J. A., & Celermajer, D. S. (2005). Espessura da parede aórtica em recém-nascidos com restrição de crescimento intrauterino. *The Lancet, 365*(9469), 1484-1486.

191.Jarvisalo, M. J., Jartti, L., & Nanto-Salonen, K. (2002). Aumento da espessura da intimamédia aórtica. Um marcador de aterosclerose pré-clínica em crianças de alto risco. *ACC Current Journal Review, 11* (3), 96.

192.Cote, A. T., Phillips, A. A., Harris, K. C., Sandor, G. G., Panagiotopoulos, C., & Devlin, A. M. (2015). Obesidade e rigidez arterial em crianças. *Arteriosclerose, trombose e biologia vascular, 35*(4), 1038-1044.

193.Sosnovik, D. E., Nahrendorf, M., & Weissleder, R. (2007). Molecular magnetic resonance imaging in cardiovascular medicine. *Circulation, 115*(15), 2076-2086.

194 Tribble, D. L., Holl, L. G., Wood, P. D., & Krauss, R. M. (1992). Variations in oxidative susceptibility among six low density lipoprotein subfractions of differing density and particle size. *Atherosclerosis, 93*(3), 189-199.

195 Lamarche, B., Despre, J. P., Moorjani, S., Cantin, B., Dagenais, G. R., & Lupien, P. J. (1995). Prevalência de fenótipos dislipidémicos na doença cardíaca isquémica (resultados prospectivos do estudo cardiovascular Que' bec). *The American journal of cardiology, 75*(17), 1189-1195.

196 Pouliot, M. C., Després, J. P., Nadeau, A., Moorjani, S., Prud'Homme, D., Lupien, P. J., ... & Bouchard, C. (1992). Visceral obesity in men: associations with glucose tolerance, plasma insulin, and lipoprotein levels. *Diabetes, 41* (7), 826-834.

197 Anderson, T. J., Grégoire, J., Hegele, R. A., Couture, P., Mancini, G. J., McPherson, R., ... & Genest, J. (2013). Atualização de 2012 das diretrizes da Canadian Cardiovascular Society para o diagnóstico e tratamento da dislipidemia para a prevenção de doenças cardiovasculares no adulto. *Jornal Canadiano de Cardiologia, 29*(2), 151-167.

198 Berenson, G. S., Srinivasan, S. R., Bao, W., Newman, W. P., Tracy, R. E., & Wattigney, W. A. (1998). Association between multiple cardiovascular risk factors and atherosclerosis in children and young adults (Associação entre múltiplos factores de risco cardiovascular e aterosclerose em crianças e jovens adultos). *New England journal of medicine, 338*(23), 1650-1656.

199 McGill, H. C., McMahan, C. A., Zieske, A. W., Sloop, G. D., Walcott, J. V., Troxclair, D. A., ... & Pathobiological Determinants of Atherosclerosis in Youth Research Group. (2000). Associações de factores de risco de doença cardíaca coronária com a lesão intermédia de aterosclerose na juventude. *Arteriosclerosis, thrombosis, and vascular biology, 20*(8), 1998-2004.

200 Frontini, M. G., Srinivasan, S. R., Xu, J., Tang, R., Bond, M. G., & Berenson, G. S. (2008). Utilidade dos níveis infantis de colesterol de lipoproteína de não alta densidade versus outras medidas de lipoproteína na previsão de aterosclerose

subclínica em adultos: The Bogalusa Heart Study. *Pediatrics*, *121*(5), 924-929.

201 Libby, P., Ridker, P. M., & Maseri, A. (2002). Inflammation and atherosclerosis. *Circulation*, *105*(9), 1135-1143.

202 Ross, R. (1999). Atherosclerosis-an inflammatory disease. *New England journal of medicine*, *340*(2), 115-126.

203 Verma, S., & Anderson, T. J. (2002). Fundamentos da função endotelial para o cardiologista clínico. *Circulation*, *105*(5), 546-549.

204 Lau, D. C., Dhillon, B., Yan, H., Szmitko, P. E., & Verma, S. (2005). Adipokines: molecular links between obesity and atheroslcerosis. *American Journal of Physiology-Heart and Circulatory Physiology*, *288*(5), H2031-H2041.

205 .Saffi, M. A. L., Furtado, M. V., Polanczyk, C. A., Montenegro, M. M., Ribeiro, I. W. J., Kampits, C., ... & Rabelo-Silva, E. R. (2015). Relação entre endotélio vascular e doença periodontal em lesões ateroscleróticas. *Revista mundial de cardiologia*, *7* (1), 26.

206 Zhang, J., Patel, J. M., Li, Y. D., & Block, E. R. (1997). As citocinas pró-inflamatórias regulam negativamente a expressão genética e a atividade da óxido nítrico sintase constitutiva nas células endoteliais da artéria pulmonar porcina. *Research communications in molecular pathology and pharmacology*, *96*(1), 71-87.

207 .Zamani, P., Schwartz, G. G., Olsson, A. G., Rifai, N., Bao, W., Libby, P., ... & Myocardial Ischemia Reduction with Aggressive Cholesterol Lowering (MIRACL) Study Investigators. (2013). Biomarcadores inflamatórios, morte e eventos coronários não fatais recorrentes após uma síndrome coronária aguda no estudo MIRACL. *Jornal da Associação Americana do Coração*, *2* (1), e003103.

208 Yong, K., & Khwaja, A. (1990). Leucocyte cellular adhesion molecules. *Blood reviews*, *4*(4), 211-225.

209 Lau, D. C., Douketis, J. D., Morrison, K. M., Hramiak, I. M., Sharma, A. M., Ur, E., e membros do Painel de Peritos das Diretrizes de Prática Clínica do Obesity Canada. (2007). 2006 Canadian clinical practice guidelines on the management and prevention

of obesity in adults and children [resumo]. *Jornal da Associação Médica Canadiana,* *176*(8), S1-S13.

210 Speiser, P. W., Rudolf, M. C., Anhalt, H., Camacho-Hubner, C., Chiarelli, F., Eliakim, A., ... & Krude, H. (2005). Declaração de consenso: obesidade infantil. *J Clin Endocrinol Metab, 90*(3), 1871-87.

211 Kirk, S., Scott, B. J., & Daniels, S. R. (2005). Epidemia de obesidade pediátrica: opções de tratamento. *Journal of the American Dietetic Association, 105*(5), 44-51.

212 Latzer, Y., Edmunds, L., Fenig, S., Golan, M., Gur, E., Hochberg, Z. E., ... & Stein, D. (2009). Managing childhood overweight: behavior, family, pharmacology, and bariatric surgery interventions. *Obesity, 17*(3), 411-423.

213 Reinehr, T., & Wabitsch, M. (2011). Childhood obesity (obesidade infantil). *Opinião atual em lipidologia, 22*(1), 21-25.

214 Lee, Y. H., Song, Y. W., Kim, H. S., Lee, S. Y., Jeong, H. S., Suh, S. H., ... & Hong, Y. M. (2010). Os efeitos de um programa de exercício nos parâmetros antropométricos, metabólicos e cardiovasculares em crianças obesas. *Jornal de circulação coreano, 40*(4), 179-184.

215 Humphries, M. C., Gutin, B., Barbeau, P., Vemulapalli, S., Allison, J., & Owens, S. (2002). Relações de adiposidade e efeitos do treino no ventrículo esquerdo em jovens obesos. *Medicine and science in sports and exercise, 34*(9), 1428-1435.

216 Ferguson, M. A., Gutin, B., Owens, S., Barbeau, P., Tracy, R. P., & Litaker, M. (1999). Effects of physical training and its cessation on the hemostatic system of obese children. *The American journal of clinical nutrition, 69*(6), 1130-1134.

217 Watts, K., Beye, P., Siafarikas, A., O'driscoll, G., Jones, T. W., Davis, E. A., & Green, D. J. (2004). Effects of exercise training on vascular function in obese children (Efeitos do exercício físico na função vascular em crianças obesas). *The Journal of pediatrics, 144*(5), 620-625.

218 Watts, K., Jones, T. W., Davis, E. A., & Green, D. (2005). Treino de exercício em crianças e adolescentes obesos. *Sports Medicine, 35*(5), 375-392.

219 Watts, K., Beye, P., Siafarikas, A., Davis, E. A., Jones, T. W., O'Driscoll, G., & Green, D. J. (2004). O exercício físico normaliza a disfunção vascular e melhora a adiposidade central em adolescentes obesos. *Journal of the American College of Cardiology, 43*(10), 1823-1827.

220 Ingul, C. B., Tjonna, A. E., Stolen, T. O., Stoylen, A., & Wisloff, U. (2010). Função cardíaca prejudicada em adolescentes obesos: efeito do treinamento intervalado aeróbico. *Archives of pediatrics & adolescent medicine, 164*(9), 852-859.

221 Meyer, A. A., Kundt, G., Lenschow, U., Schuff-Werner, P., & Kienast, W. (2006). Melhoria das alterações vasculares precoces e dos factores de risco cardiovascular em crianças obesas após um programa de exercício de seis meses. *Journal of the American College of Cardiology, 48*(9), 1865-1870.

222 Zeybek, C., Celebi, A., Aktuglu-Zeybek, C., Onal, H., Yalcin, Y., Erdem, A., ... & Aydin, A. (2010). O efeito da dieta pobre em hidratos de carbono na função diastólica do ventrículo esquerdo em crianças obesas. *Pediatrics International, 52*(2), 218-223.

223 Gutin, B. (2008). A obesidade infantil pode ser reduzida com uma atividade vigorosa em vez de uma restrição da ingestão de energia. *Obesity, 16*(10), 2193-2196.

224 Farpour-Lambert, N. J., Aggoun, Y., Marchand, L. M., Martin, X. E., Herrmann, F. R., & Beghetti, M. (2009). A atividade física reduz a pressão arterial sistémica e melhora os marcadores precoces de aterosclerose em crianças obesas pré-púberes. *Journal of the American College of Cardiology, 54*(25), 2396-2406.

225.Ippisch, H. M., Inge, T. H., Daniels, S. R., Wang, B., Khoury, P. R., Witt, S. A., ... & Kimball, T. R. (2008). Reversibilidade das anomalias cardíacas em adolescentes com obesidade mórbida. *Journal of the American College of Cardiology, 51*(14), 13421348.

226.Gaborit, B., Jacquier, A., Kober, F., Abdesselam, I., Cuisset, T., Boullu-Ciocca, S., ... & Dutour, A. (2012). Effects of bariatric surgery on cardiac ectopic fat: lesser decrease in epicardial fat compared to visceral fat loss and no change in myocardial triglyceride content. *Journal of the American College of Cardiology*, 60(15), 1381-1389.

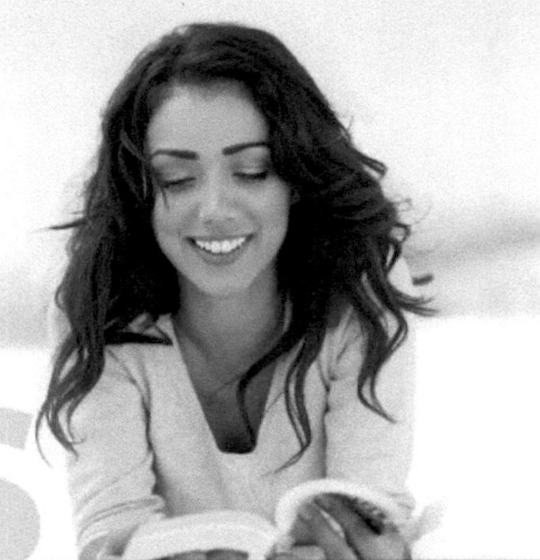

yes
I want morebooks!

Buy your books fast and straightforward online - at one of world's fastest growing online book stores! Environmentally sound due to Print-on-Demand technologies.

Buy your books online at
www.morebooks.shop

Compre os seus livros mais rápido e diretamente na internet, em uma das livrarias on-line com o maior crescimento no mundo! Produção que protege o meio ambiente através das tecnologias de impressão sob demanda.

Compre os seus livros on-line em
www.morebooks.shop

info@omniscriptum.com
www.omniscriptum.com

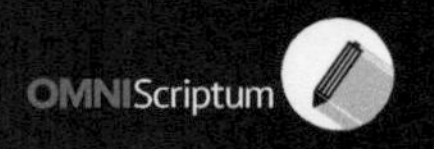

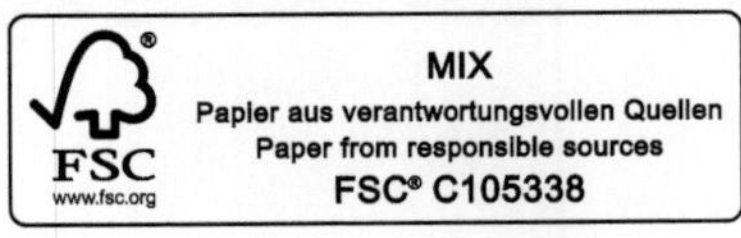

MIX
Papier aus verantwortungsvollen Quellen
Paper from responsible sources
FSC® C105338

FSC
www.fsc.org

Printed by Books on Demand GmbH, Norderstedt / Germany